骨科 （第2版）

临床检查法

主　审　邱贵兴

主　编　裴福兴　屠重棋

副主编　康鹏德　杨　静　王光林

编　者　（以姓氏笔画排列）

王光林　王兆杰　王浩洋　石小军　冯　卫　杨效宁

杨　静　肖玉华　沈　彬　宋炎成　张　晖　邵世坤

周宗科　郝　鹏　胡钦胜　聂　涌　党宏胜　高　宏

黄　强　康鹏德　屠重棋　曾　羿　廉永云　裴福兴

鲜思平　镐英杰

人民卫生出版社

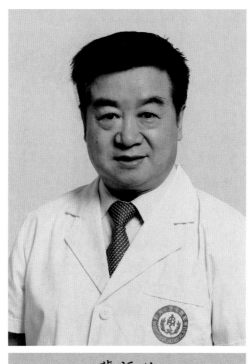

裴福兴

裴福兴，骨科教授，主任医师，博士研究生导师。中共党员。四川省学术技术带头人，享受国务院政府特殊津贴。1996年获卫生部突出贡献中青年专家，国家"五·一"劳动奖章，奥运抗震救灾英模火炬手。1977年毕业于四川医学院医学系，1986年获硕士学位。1989—1990年作为访问学者赴加拿大温哥华大学骨科学习工作1年半。1996—1997年作为访问学者赴美国哈佛大学麻省总医院骨科学习1年，师从人工关节泰斗Harris教授研修关节重建外科。1991—2001年任四川大学华西医院副院长、临床医学院副院长。1998年3月至2013年6月任四川大学华西医院骨科主任。现任四川大学华西医院骨科学科主任。

从事关节外科临床与研究工作近40年，有着丰富的关节外科临床诊治经验，特别是在复杂髋膝关节置换及翻修、关节置换围术期管理与早期康复方面有着丰富的理论和实践经验。已培养硕士、博士研究生及博士后共70多名，曾多次应邀赴美国、德国、澳大利亚、韩国、泰国等国家以及中国香港地区进行学术交流和大会专题发言。主持完成国家自然科学基金项目4项；完成教育部科技攻关课题1项，"863"科技攻关课题1项和国家科技支撑计划项目1项，共承担各级课题20余项。在国内外核心期刊发表论文200多篇，SCI论文70多篇；申请专利9项；获四川省科技进步一等奖1项，三等奖1项；中华医学科学技术进步奖三等奖1项，成都市科学技术进步奖二等奖1项；主编《关节外科聚焦》《关节外科手术操作与技巧》《骨科临床检查法》《骨质疏松性骨折的临床诊断及治疗》《中华骨科学——关节外科卷》，主译《髋股关节疾病的诊断与治疗》《骨质疏松营养学（第2版）》《肩关节外科学原理与实践》《微创髋膝关节置换》等专著，并担任高等教育出版社"十一五"规划教材《外科学》副主编、人民卫生出版社出版的"十二五"规划教材《运动系统损伤与疾病》主编和国家卫生和计划生育委员会住院医师规范化培训规划教材《骨科学》分册主编。

历任中华医学会骨科分会第七、八、九届副主任委员、关节外科学组组长、中国研究型医院学会关节外科学专业委员会主任委员、中国医疗保健国际交流促进会关节疾病防治分会主任委员、四川省医学会骨科分会第六、七、八届主任委员，四川省医师协会第一届专科委员会主任委员。《中华骨科杂志》副主编、《中华关节外科杂志》副主编、《中国矫形外科杂志》副主编、《中国骨与关节外科杂志》副主编、《中国骨与关节损伤杂志》副主编、《中国骨科》《中国医学前沿杂志》等杂志副主编及多个杂志编委。

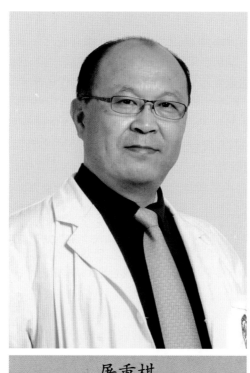

屠重棋

屠重棋,骨科教授,主任医师,博士研究生导师。四川大学华西医院骨科副主任,骨与软组织肿瘤中心主任,四川省骨库中心主任,四川省骨科 3D 打印劳模创新工作室主任,四川省卫生厅学术技术带头人。2010 年四川省"抗震救灾"劳动奖章获得者,同年获四川大学华西医院个人最高奖——华西年度人物奖。2013 年获中华医学会创伤分会"中华创伤医学特殊贡献奖",连续 3 年进入"中国名医百强榜"骨肿瘤专业前十名。

1986 年毕业于山东医科大学,从事骨科临床工作 33 年,先后在美国、英国、澳大利亚、韩国、中国香港等地进修学习,具有丰富的骨创伤外科、关节外科和骨肿瘤外科临床功底。1999 年专职从事骨与软组织肿瘤的诊治,以及骨材料学的应用基础研究,并创建了全国西南唯一一家骨与软组织肿瘤治疗中心。从事骨肿瘤专业 20 余年,共完成骨与软组织肿瘤手术超过 12 000 台次,其中骨盆及四肢恶性肿瘤保肢手术超过 3000 台次,在恶性骨肿瘤保肢率、总体生存率、复发率等方面效果好,居全国领先水平,以"治疗效果好、患者满意度高"著称。

近 10 年主持国家科技支撑计划 1 项、国家"十三五"计划 1 项及省部级项目 8 项,累计经费约 2000 万。已培养硕士、博士研究生共 40 余名。发表论文 180 余篇,其中发表 SCI 论文 40 余篇、Medline35 篇、核心期刊 60 篇,其余论文约 50 篇。获国家发明专利 7 项,实用新型专利 12 项,其中国家发明专利项目《3D 打印仿骨小梁多孔承重金属假体》获首届全国精准医疗专利创新大赛一等奖。主编专著 8 部。获教育部科学技术进步奖一等奖 2 项、成都市科学技术进步奖一等奖 1 项。

学术任职:国际矫形与创伤外科学会(Société Internationale de Chirurgie Orthopédique et de Traumatologie)中国部骨与软组织肿瘤专业委员会副主任委员,中国医师协会骨与软组织肿瘤专业委员会副主任委员,中国医药教育协会骨与软组织肿瘤专业委员会副主任委员,中国医疗保健国际交流促进会 3D 打印专业委员会副主任委员,中国抗癌协会肉瘤专业委员会常委,中国医药生物技术协会骨组织库分会常委,中华医学会骨科分会骨肿瘤学组委员等。四川省医学会创伤专业委员会主任委员,四川省医学会骨科专业委员会副主任委员,四川省医师协会骨科分会副会长,四川省医学会骨科专业委员会骨肿瘤学组组长等。

杂志任编:任《中华创伤杂志》《中国矫形外科杂志》《中国骨与关节杂志》《中国骨与关节外科杂志》《中国骨与关节损伤杂志》《中国组织工程研究》编委;World Journal of Surgical Oncology、Orthopedics、《山东大学学报(医学版)》《四川大学学报(医学版)》《北京大学学报(医学版)》特邀审稿人。

《骨科临床检查法》一书出版已经近 10 年了,自出版以来受到广大中青年骨科医生的青睐。近 10 年是骨科诊治水平快速发展的 10 年,骨科影像学和基因检测的发展,以及现代计算机技术的不断发展,极大地促进了医学的飞速进步。新的检查仪器、设备不断应用于临床,能够帮助临床医生更好、更精确地对疾病作出全面判断及正确诊断,但这些新技术的应用都是建立在病史采集和体格检查基础之上的。患者病史采集和体格检查是诊治疾病的基础,全面、详细地查体是医生的基本功。骨科临床检查是骨科疾病定位诊断的基础,也是判断影像学临床意义的关键。

本书查体按望、触、叩、动、量、听的顺序进行编写,同时介绍影像学检查方面相关知识,以及影像学检查在骨科疾病临床诊治中的应用。本书的编写从骨科临床疾病诊治出发,图文并茂,浅显易懂,易于掌握,对帮助提高中青年骨科医生的临床基本知识、基本技能、基本操作具有非常重要的指导意义。本书第 1 版自出版以来获得广大读者的好评,特别是受到广大中青年骨科医生的青睐,几乎成为人手一册的必备书籍。

在本书再版时,编写内容方面,继续保持第 1 版内容格式,各部分内容相互贯穿,前后呼应,融会贯通,具有较强的逻辑性和条理性。对一些常用的检查,我们继续保留该检查的英文名词,便于年轻医生记忆和了解,为以后阅读医学英文专业书籍奠定基础。

必须指出的是,并非本书中所叙述的检查都要常规去做,许多检查仅仅是在怀疑有某些特殊情况时才去做。另外,还要注意局部和全身的关系,本书共分 20 章,按身体各个解剖部位进行叙述,而实际工作中我们面对的病人是一个整体,必须做到局部和全身相结合。

希望本书的再版能对我国住院医生、骨科专科医生规范化培训,特别是中青年骨科医生的成长助一臂之力。

裴福兴　屠重棋
2019 年 1 月

目　录

第一篇　总　论

第二篇　各　　论

第一篇

总论

第一章

骨科临床检查原则

骨科疾病临床检查过程应按一定的步骤、顺序进行，以便为疾病诊断、治疗及时提供全面、详尽、准确、客观的第一手资料。骨科临床检查中应遵循如下原则。

1. 全面系统检查　在详细询问病史的基础上，应养成全面系统检查患者的习惯。应有整体观念，视人体为一个完整的机体，不能只注意局部而忽略全身情况。例如多发创伤患者除了有骨折、脱位、伤口出血等急症急诊情况外，还常常合并其他部位、脏器的损伤，要全面检查全身情况，避免遗漏胸、腹、颅内等其他部位脏器损伤的诊断。对急需处理的危重患者，应先做快速、简要的检查，以便及早治疗。

2. 按顺序检查　骨科检查遵循临床检查的一般原则，按视、触、动、量、听等顺序进行。但并非绝对遵循此顺序，检查者可根据自己的经验或不同情况决定。如急症患者应先检查症状、体征明显的部位，而后遵循常规的顺序完成全身检查。门诊或住院患者可按检查者习惯，先四肢后脊柱、神经检查等，依此类推。

3. 充分显露　充分显露是骨科检查的先决条件。检查的房间应有适宜的温度、良好的光源。小儿应尽量脱去衣服，成人可仅穿一短裤，检查女性患者时应有家属或女护士在场。

4. 两侧对比　骨科检查时应做双侧对比，注意观察外形是否对称、有无膨隆、肿胀、凹陷，双侧肢体粗细、长短等情况。患侧与健侧对比在骨科检查中很重要。如果两侧均有异常，可选年龄、性别、体型相似的健康人作参照。

5. 反复检查　反复、多次检查是诊断不可缺少的方法，也是医生认识疾病的重要过程。如多发创伤合并休克或昏迷的患者，急诊时可能只注意到膝、踝和(或)肢体明显的损伤，而对髋部(髋臼、股骨颈等)、脊柱等部位的损伤容易忽视。对于这类患者应在全身情况稳定、清醒后再次做全面的检查。另外，如骨关节炎患者，在疾病进展的不同阶段可出现不同的体征，对这类患者同样需要做定期反复检查，才能做出正确诊断。

6. 轻柔到位　检查者进行检查操作时动作要轻柔，尽量不给患者增加更多的痛苦，但同时检查一定要做到位，不可因患者不适而匆匆结束检查或检查不深入，敷衍了事。检查肌力时肌收缩持续时间至少 5 秒钟，方能真实反映有无肌力减弱的情况。

7. 准确测量　熟练而正确地掌握检查方法是获得准确测量结果的先决条件，测量用具应科学精确,测量结果要精准。骨科临床检查中常需测量的内容包括:肢体长度和周径、关节和脊柱的活动度、肌力大小、皮肤温度等。

8. 检查局部血运及固定　如患者行石膏或夹板外固定或行牵引治疗时,应检查肢体位置、循环情况、指(趾)端活动、牵引重量、夹板及石膏等情况。肢体闭合性骨折如胫腓骨骨折、尺桡骨骨折时应仔细检查肢体指(趾)端血供情况,防止出现骨筋膜室综合征。

骨科临床检查可以分为以下几个相互独立却又密切相关的步骤进行,即:望诊、触诊、动、量、听、特殊试验检查和影像学及相关检查。本书中各章节内容基本按此顺序编写。

9. 物理查体结合现代辅助检查技术　骨科医生应在全面、详细查体的基础上,结合现在物理检查技术,如 DR、CT、MRI、DSA、肌电图、步态分析等技术,协助疾病诊断。如隐匿性骨折早期物理查体可能无明显骨折体征,DR 检查可能正常,MRI 检查却可发现骨折。

(裴福兴　屠重棋)

第二章

视　诊

视诊又称望诊,是用眼睛观察患者全身或局部表现的一种临床检查方法。不同部位的视诊内容和方法不同。视诊简单易行,常能为疾病的诊断提供重要的资料和线索。

第一节　视 诊 方 法

视诊同其他检查方法一样,要求在良好的环境中对所检查部位进行充分显露,并在适当的体位下,左右对比、动态静态结合进行。视诊的主要原则如下。

1. 充分显露　充分显露是骨科视诊检查的第一步。检查脊柱、骨盆时,最好脱去全部衣着;检查上肢和肩部时,需脱去上衣;检查下肢时,则只穿短裤。需要注意的是,充分显露前应向患者及家属做好检查前的解释,并注意检查室内的环境,防止患者受凉并做好必要的隐私保密工作。

2. 适当体位　检查脊柱和骨盆时,宜取直立位,若有困难可在卧位下进行;检查上肢和肩部时,以直立位为佳,也可坐位;检查下肢时,需观察步态,也可平卧于平坦的硬板床上进行。特殊情况下需要采取不同的体位检查,以便排除身体其他因素的影响。

3. 良好光线　良好的光线是视诊检查的必要条件,便于观察皮肤色泽、血液循环、创伤情况及分泌物性质等。侧面光有助于观察肿瘤轮廓。

4. 双侧对比　在观察患侧时要与健侧相应部位进行对比检查,可有助于发现患部改变不明显的异常表现。必要时可以体形相近的正常健康人作参照。

5. 静态视诊与动态视诊相结合　静态视诊是指观察患者的异常姿势形态、肢体的轴线和夹角、局部异常外观等;动态视诊是指观察患者的步态、四肢、脊柱等各关节的运动功能以及其他各种特殊检查。

6. 整体与局部视诊相结合　在视诊检查中,要注意局部情况和全身情况相结合,不能只重视局部而忽略全身。局部疾患的功能障碍,常可引起身体其他部位的代偿性改变。例如髋关节疾患常可引起腰椎代偿性侧凸,同时髋关节疾患可引起膝关节牵涉性疼痛,King Ⅰ型脊柱侧凸常由于腰椎的侧凸引起胸段脊柱出现代偿性向对侧侧凸。

第二节 视 诊 内 容

一、全身情况

全身视诊包括观察患者一般健康情况、营养、发育、意识状态、面色、面容及表情、体态、皮肤色泽、出汗程度、毛发分布、有无色斑、丛毛、静脉怒张等,特别要注意以下几个方面:

(一) 体态

体态是指人的身体轮廓。人的体态可分为三种(图 2-2-1):①无力型,身材瘦长,躯干及胸廓狭长,肋角小,属于虚弱体态。该型体态的人易患脊柱侧凸、圆背及第三腰椎横突综合征;②超力型,身材矮胖,胸廓宽阔,肋角大,属于强壮体态。此类体态的人易患棘突肥大症、腰骶棘间韧带损伤及下腰段椎管狭窄症等;③正力型,各部位结构匀称适中。

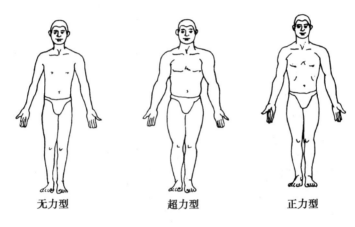

无力型　　　　　　超力型　　　　　　正力型

图 2-2-1　人的体态

异常体态对某种疾病诊断具有重要的价值。例如,躯干发育正常,而四肢明显短小是"软骨发育不全"的特征(图 2-2-2)。"巨大发育",表现为体态高大而匀称(图 2-2-3),是由于骨骺线闭合前,脑垂体生长激素分泌过多,激发骨骼生长迅速所引起。骨骺线闭合后,此时长骨生长已经停止,如果生长激素分泌过多则影响膜内化骨,形成"肢端肥大症",表现为身材高大,比例基本匀称,四肢过长,手足过长,特殊面容(图 2-2-4)。身高在 120cm 以下,身材匀称,比例正常,智力无异常改变,为"侏儒症"的表现(图 2-2-5),可见于遗传性或垂体性侏儒。身材矮小且神情痴呆,多为甲状腺功能不足或缺失所引起的"呆小症"(图 2-2-6)。

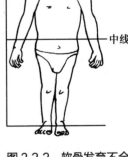

图 2-2-2　软骨发育不全
脐在中线以下

(二) 姿势

1. 正常姿势　正常的姿势是通过强壮且可屈伸的肌肉、完整的韧带、筋膜、功能、活动正常的关节、平衡的肌力和良好的姿势来维持平衡。正常姿势见图 2-2-7。

(1) 立位后面观:两肩平,胸廓对称,两肩胛冈和肩胛下角在同一高度,骨盆平整无倾斜,

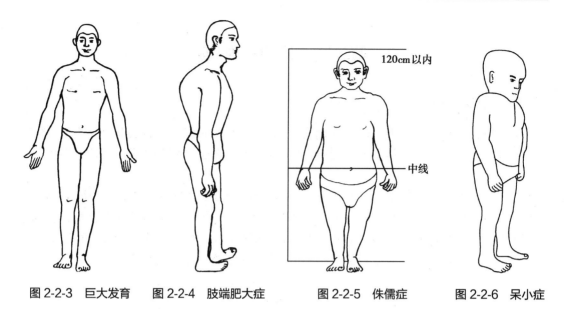

图 2-2-3 巨大发育   图 2-2-4 肢端肥大症   图 2-2-5 侏儒症   图 2-2-6 呆小症

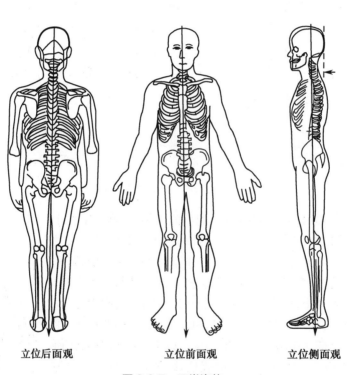

立位后面观   立位前面观   立位侧面观

图 2-2-7 正常姿势

脊柱正直,全部棘突呈一直线并垂直于两髂后上棘之间的连线,腘窝同一高度,膝关节呈 5°~7°的外翻,双踝等高,足趾向外呈 8°~10°。

(2)立位前面观:头颈直立位,双肩等高,肩锁关节、锁骨和胸锁关节等高并对称,肋骨对称等高,上臂位于躯干相同位置,肘外翻相等,骨盆两侧对等,髌骨等高对称,膝关节呈 5°~7°的外翻角,舟状结节位于 Feiss 线上(图 2-2-8),两侧内侧纵弓对称,足呈 8°~10°外翻。

（3）立位侧面观：耳、肩、髋关节和踝关节的中心应在一条直线上，立位时其持重线与地平面相垂直，脊柱应呈正常的颈前凸、胸后凸和腰前凸，骨盆从髂后上棘到耻骨支的正常前后角呈30°，髂前上棘与耻骨联合在同一垂直面上，膝呈 0°~5°的屈曲，舟骨结节位于 Feiss 线上，可见正常足纵弓。

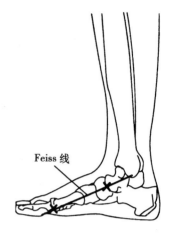

图 2-2-8　Feiss 线

2. 病理性姿势　病理性姿势是指在损伤或疾病状态时，身体某部位表现出的一种特殊姿势，具有一定的诊断意义，常见的原因如下：

（1）骨折：骨折部位不同，可表现出不同的病理性姿势。如锁骨骨折时，患肩低落，头向患侧倾斜，以健侧手托患侧肘部（图2-2-9）；股骨颈骨折时，患肢短缩，患髋呈屈曲内收外旋畸形，外旋常小于 60°，而股骨转子间骨折时，外旋可达 90°（图 2-2-10）。

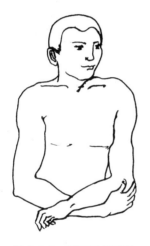

图 2-2-9　锁骨骨折姿势

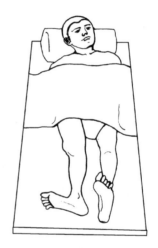

图 2-2-10　股骨转子间骨折时肢体位置

（2）关节脱位：各个关节脱位时，常具有它独特的姿势。例如，肩关节脱位时，除可见方肩畸形，还可见到患者身体前倾，用健侧手托患肢前臂的姿势（图 2-2-11）。肘关节脱位时表现为肘后空虚，肘后三角关系丧失（图 2-2-12）。髋关节后脱位时，患肢呈屈曲内收短缩畸形（图 2-2-13）。

（3）脊髓和神经损伤

1）C_6 脊髓节段损伤：患者仰卧，躯干和四肢全无运动，上肢后举，上臂外展、外旋，肘关节屈曲（图 2-2-14）。

2）C_7 脊髓节段损伤：患者仰卧，躯干和下肢不能活动，上臂外展，肘关节屈曲，前臂放于前胸，

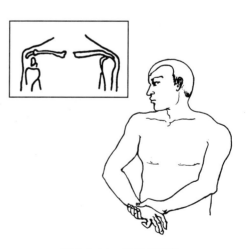

图 2-2-11　肩关节脱位

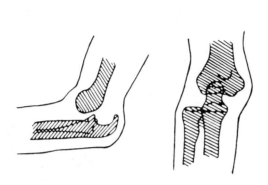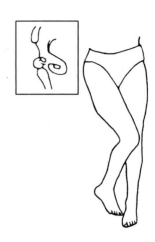

图 2-2-12　肘关节脱位　　　　　图 2-2-13　髋关节后脱位

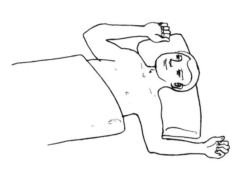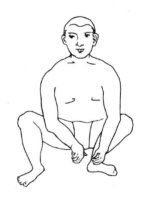

图 2-2-14　C$_6$ 脊髓节段损伤　　　　图 2-2-15　C$_7$ 脊髓节段损伤

手指微屈(图 2-2-15)。

　　3)上臂丛损伤:多属产伤引起,上肢维持在内旋、内收,前臂旋前位(图 2-2-16)。

　　(4)疼痛:疼痛常使患者采取一定的保护性姿势。例如:颈椎结核,患者常用双手撑住下颌(图 2-2-17);腰椎间盘突出症患者,下腰段可向一侧弯曲,患者双手叉腰以缓解疼痛(图 2-2-18)。

　　(5)代偿性改变:当身体某一部分发生病变时,可引起其他部位的代偿性改变。例如:髋关节内收位畸形时,可引起膝关节外翻,踝关节内翻改变(图 2-2-19)。

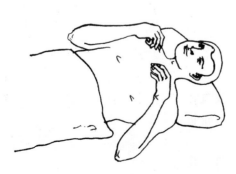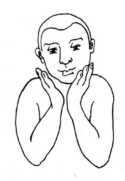

图 2-2-16　上臂丛损伤　　　　　图 2-2-17　颈椎结核

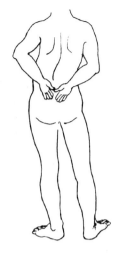

图 2-2-18 腰椎间盘突出症

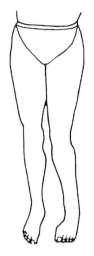

图 2-2-19 髋关节内收位畸形时，膝关节外翻，踝关节内翻改变

（6）肌肉、筋膜挛缩：肌肉、筋膜挛缩迫使关节处于一种畸形位置。例如：前臂发生缺血性挛缩后，患者出现典型的 Volkmann 缺血性肌挛缩畸形(图 2-2-20)，腕关节掌屈，拇指内收，各手指的掌指关节过伸，指间关节屈曲。

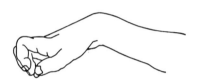

图 2-2-20 前臂 Volkmann 缺血性肌挛缩畸形

（三）重力线

重力线在骨科临床检查中占有重要地位，必须熟悉人体的正常重力线，并充分认识由于重力线的改变而导致的人体力学上的问题。

1. 上肢解剖力线　肱骨头中心、桡骨头和尺骨头应当在一条直线上(图 2-2-21)。正常肘关节有生理性外翻角(提携角)，女性约 20°，男性在 10°左右；女性还可有 10°左右的肘反屈。

2. 下肢解剖力线　髂前上棘、髌骨中央与第一、二趾蹼间三点在一条直线上(图 2-2-22)。下肢机械力线：髋关节的中心、膝关节的中心以及踝关节的中心在一直线上。

3. 脊柱的力线　患者取立位，医生从背后观察脊柱，从枕骨到骶骨的连线，应当通过颈椎、胸椎和腰椎的全部棘突。立位侧面观察脊柱，正常可看到四个生理弧，即颈椎前凸、胸椎后凸、腰椎前凸和骶椎后凸。各生理弧之间彼此可以发生代偿作用，使体重分配前后和左右均匀，所以正常人体应当是完全对称的。身体的重心在一定的水平与生理弧相交(图 2-2-23)。

4. 骨盆倾斜度　正常骨盆的两髂前上棘或髂后上棘应等高，且无前旋或后旋。正常骨盆的入口与水平线呈一定的夹角为 50° ~60°称骨盆倾斜度(图 2-2-24)。

5. 腰骶部菱形区　通常在站立位后方观察患者时，常需注视两髂后上棘、L_5 棘突以及骶尾关节这几个骨性标志点的关系。正常这四点之间形成一块菱形区，称为腰骶部菱形区(图 2-2-25)。

（四）营养状态

营养状态可根据皮肤、毛发光泽、皮下脂肪、肌肉的发育状况等进行综合判断。

（五）步态

步态是指人类用下肢使直立的身体向前推进的姿态和动作。正常的步态使身体有效地

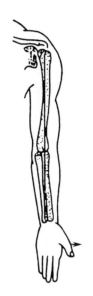

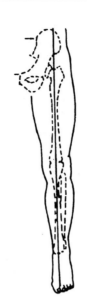

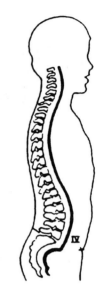

图 2-2-21 上肢解剖力线　　图 2-2-22 下肢解剖力线　　图 2-2-23 脊柱侧面观力线

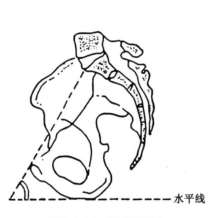

图 2-2-24 骨盆倾斜度

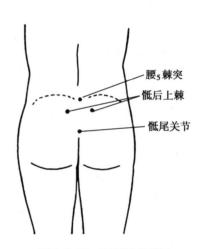

图 2-2-25 腰骶部菱形区

向前移动(见第十九章)。

二、局部情况

(一) 静态观察

检查者应当从不同角度(前面、后面、侧面),观察患者在站立、坐位、平卧、侧卧等不同体位下,两侧是否对称,脊柱生理弯曲有无改变,肢体的力线、夹角、轴线等情况,应注意以下几方面的情况。

1. 皮肤　皮肤的变化可能是由于局部原因所致,也可能是全身病变和反应的一部分。仔细、全面、正确地检查皮肤是体格检查不可缺少的内容。最好在日光下检查皮肤的色泽、湿度与出汗、弹性、皮疹、皮肤脱屑、出血点与紫癜、水肿、创面(如瘢痕、溃疡、窦道、肉芽组织、分泌物及周围情况)、皮肤纹理及毛发分布等。

(1) 颜色:皮肤发绀表示静脉淤血缺氧;象牙色是缺血的表现;皮肤红晕表示血供增加。下肢骨折经固定(石膏或夹板)后,未进行适当肌肉锻炼,皮肤呈紫红和水肿,说明静脉回流欠佳。皮肤颜色改变也可提示某种疾病,如存在红斑结节的患者可能患有关节痛;大褐色斑可能为神经纤维瘤。

(2) 瘀斑:多是由于软组织损伤或骨折、脱位后血肿溢于皮下所致。局部瘀斑的大小标志着组织损伤的轻重及出血的多少。瘀斑的位置及其分布区域,对骨折的诊断具有重要意义。例如,肱骨外科颈骨折时,瘀斑可分布于上臂内侧、胸廓外侧或女性乳房部;骨盆骨折时,渗出的血液主要分布于会阴;足底皮肤的瘀斑,可能提示有跟骨骨折。

不同的瘀斑颜色提示损伤的时间和性质:紫红色瘀斑说明为新鲜损伤;青紫色瘀斑,说明瘀斑开始吸收;如逐渐发黄,则表明瘀斑处在消退期;如果瘀斑呈紫黑色则应考虑有组织坏死。

(3) 水疱:水疱是皮肤表层下出现的局限性积液,是由于软组织高度肿胀或外固定过紧、压垫压力过大造成的局部循环障碍所致。

(4) 瘢痕和窦道:经久不愈的窦道或时破时愈的瘢痕,多数属于骨关节结核或化脓性感染。一旦发生窦道或不稳定的瘢痕后,不仅要注意其位置,更应当追究其形成过程,探讨其原因。

(5) 伤口:对开放性创伤需检查伤口,但有的伤口应先做临时性处理,如压迫止血等,待手术时详细检查。注意观察伤口的形状、大小、边缘及深度等,其常能提示创伤的原因和类型。如锐器切割的伤口呈线形,边缘平整;锯伤的伤口也呈线形,但边缘不光滑、带有纤维组织。伤口的污染情况直接关系到感染发生率。另外还要检查伤口的出血性状、外露组织、异物等情况。创面肉芽生长情况,以及分泌物性状和气味。

(6) 纹理:软组织轻度肿胀有时不易发现,如果仔细比较身体对称部位,常可发现肿胀部位的皮肤纹理变得比较平浅。周围神经损伤后常引起所支配区皮肤光滑、菲薄等改变。

2. 畸形 骨科疾病中很多局部畸形非常典型,是骨科疾病的专有体征。创伤时的畸形主要见于骨折端的成角、短缩、旋转、关节脱位与半脱位以及周围神经损伤等。例如,Colles 骨折可见"银叉"样畸形(图 2-2-26);肘关节后脱位及肱骨髁上伸直型骨折可见"靴筒"状畸形(图 2-2-27);肩关节脱位可见"方肩"畸形(图 2-2-28)。另外,先天发育或代谢性骨病也可造成局部畸形,在视诊中需要

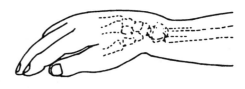

图 2-2-26 "银叉"样畸形

观察畸形的部位及特征。例如:新生儿患先天性马蹄内翻足时可见踝关节跖屈,足内翻呈马蹄内翻畸形(图 2-2-29),儿童由于饮食中维生素 D 不足引起佝偻病,下肢可发生膝内翻或膝外翻畸形(图 2-2-30)。

3. 肿胀 注意观察肿胀的范围是以关节为中心的局限性肿胀还是以某个部位为主的广泛性肿胀。如肿胀局限于关节(图 2-2-31),表明关节内有:①大量渗出液,由于创伤或非化脓性炎症而形成;②血液,由于急性创伤或血液凝固障碍而引起;③脓液,急性化脓性关节炎。若肿胀超出了关节的范围(图 2-2-32),常可提示患侧肢体的感染、肿瘤、淋巴液或静脉回流障碍等问题。

4. 肌肉萎缩 观察肌肉萎缩时,应使两侧肢体或对称部位处于对称位置,同时选择相对应的同一平面进行对比(图 2-2-33)。

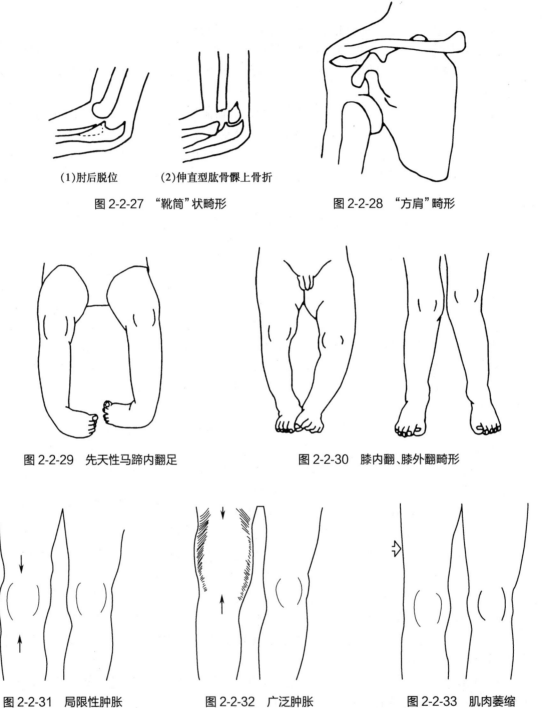

(1)肘后脱位　　(2)伸直型肱骨髁上骨折

图 2-2-27 "靴筒"状畸形　　　　图 2-2-28 "方肩"畸形

图 2-2-29 先天性马蹄内翻足　　　图 2-2-30 膝内翻、膝外翻畸形

图 2-2-31 局限性肿胀　　　图 2-2-32 广泛肿胀　　　图 2-2-33 肌肉萎缩

(二) 动态观察

利用被检查者主动或被动活动情况来观察关节活动时的病变情况。见本篇第五章动诊。

（屠重棋　镐英杰　黄　强）

第三章

触　诊

触诊是骨科检查中一个重要的内容。通过触诊可以发现和明确视诊无法发现和明确的体征。手指指腹对触觉较为敏感,掌指关节部掌面皮肤对震动较为敏感,手背皮肤对温度较为敏感,因此触诊时多用这些敏感部位以提高触诊检查的效果。

第一节　触　诊　方　法

一、指腹触诊法

检查局限性病变,通常用拇指或示指的指腹做触诊;检查范围较大的病变时,则需五个手指一起进行触诊。触诊时将指腹放于被检查部位,用掌指关节和腕关节的协同动作以旋转或滑动方向轻压触摸(图 3-1-1)。

二、指背触诊法

触诊皮肤温度时,用指背最宜。注意患侧与健侧、同一肢体上下部位的对比。如检查某一关节部位的皮肤温度,先用指背测试健侧关节,其次检查患侧关节,最后检查关节上下方的皮肤。

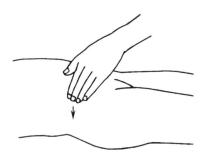

图 3-1-1　指腹触诊法

三、双手触诊法

双手触诊法在应用时又可分为。

1. 挤压法　用双手做对向挤压,或前后、左右、上下。根据有无疼痛加重,以判断骨折的有无。如胸廓挤压试验(图 3-1-2)。

2. 叩击法　沿肢体纵轴方向叩击其远端,使传导力作用于伤处,受伤部位出现疼痛,提示可能有骨折。如诊断股骨或胫腓骨骨折时,常采用足跟叩击法(图 3-1-3)。

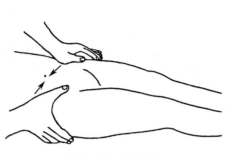

图 3-1-2　挤压法

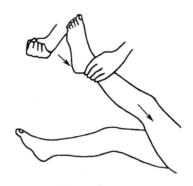

图 3-1-3　叩击法

3. 旋转法　用一手握住关节远端的骨骼并做轻轻的旋转动作,另一手放在被检查的关节处做触诊。例如检查桡骨干骨折是否达到临床愈合时,检查者用一手托住肘关节,拇指指腹压住肱桡关节,再用一手握住桡骨下端,轻轻地旋动桡骨。如果骨干骨折已达到骨性连接,则桡骨头应随桡骨而旋转,并且旋转的度数应与桡骨一致(图 3-1-4)。

4. 屈伸法　用一手握住肢体的远端,做邻近关节的屈伸活动,另一只手放在被检查的关节处做触诊。根据有无疼痛、弹响及活动范围,来判断关节病变的程度及功能情况(图 3-1-5)。

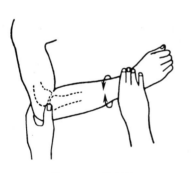

图 3-1-4　旋转法

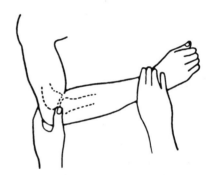

图 3-1-5　屈伸法

四、探针触诊法

对长期不愈合的伤口,疑与骨或关节相通时,有时需用探针做触诊。触诊时需要注意以下几点。

1. 检查前检查者要向患者讲清触诊的目的,取得患者的密切配合。

2. 检查者手应温暖,操作应轻柔,以免引起肌肉紧张。在检查过程中,应随时观察患者表情的变化。

3. 患者应采取仰卧位或坐位,双手置于体侧,双腿微曲,腹肌尽可能放松。

4. 触诊时应先从健侧向病变区逐一进行,由病变外周向病变中央区逐步触诊,以便达到先轻后重、准确定位、由浅入深,避免患者由于恐惧等原因造成的防御性反应,影响触诊的效果。

5. 触诊时检查者应手脑并用,边检查边思考。

第二节 触 诊 内 容

1. 压痛点 检查压痛时,应先让被检查者指明疼痛部位及范围,检查者用手从病变外周向中央逐步触诊。应先轻后重,由浅入深,注意压痛部位、范围、深浅程度、有无压痛等,并注意患者的表情和反应。

压痛是诊断骨折的重要体征,压痛点常提示骨折所在。特别对于一些微细的裂纹骨折、嵌插骨折,往往 X 线片上不易发现,然而在骨折处的压痛点却十分肯定。压痛点也常常是慢性劳损疾病的特有体征。

2. 皮肤 触诊检查皮肤的温度、出汗程度、湿度、弹性等。局部皮温增高,常常是深部组织炎症的表现;皮温减低,为肢体血运障碍。因肌肉的血管比较丰富,所以正常关节部位的皮温常略低于关节上下肌肉部位的皮温。皮肤异常干燥见于黏液性水肿、脱水、硬皮病等。正常情况下,小孩及青年皮肤弹性好;中年以后皮肤逐渐松弛,弹性减弱;老年人皮肤组织萎缩,皮下脂肪减少,弹性减退。弹性减弱病理情况下可见于长期消耗性疾病、营养不良和严重脱水的患者。

皮下结节检查时应注意部位、大小、硬度、活动度及有无压痛等。例如,类风湿结节好发于肘背侧、指关节、肩骨突、枕骨突、腓肠肌腱等处。痛风结节也称为痛风石,是血液尿酸超过饱和浓度,尿酸盐针状结晶在皮下结缔组织沉积,引起慢性异物样反应所致。一般以外耳的耳轮、对耳轮、跖趾、指(趾)关节及掌指关节等部位多见。为大小不一(小至小米粒,大至 1~2cm)的黄白色结节,或无症状,或有疼痛。较大结节表面皮肤变薄、破溃可排出白色糊状物质,不易愈合,为痛风的特征性病变。

对某些皮疹,在触诊检查时要体会其平坦还是隆起,按压皮疹是否褪色,有无瘙痒或者脱屑。皮肤水肿是指凹性水肿还是黏液性水肿或象皮肿。瘢痕检查时注意坚硬程度、质地是否均匀、与深部组织有无粘连等。

3. 肿块 对体表显露的肿块,或未显露的深在肿块,都要由表及里,由轻到重,由外围到中心进行认真的触诊。首先要判断肿块的部位,范围大小,是表浅还是深在,质地是柔软还是坚硬,初步判断是骨组织病变还是软组织病变。然后触摸肿物有无活动及压痛、活动度大小、表面是否光滑及其形状(圆形、椭圆形、分叶状、不规则状),以判断肿块的性质。最后还要注意肿块局部有无淋巴结肿大情况。

4. 畸形 通过触摸肢体的异常形态,可以判断骨折和脱位的性质及移位方向,有无重叠、成角、旋转等畸形发生,并根据手法复位等治疗后畸形是否消失来判断治疗效果。

5. 异常感觉 触诊时可发现的异常感觉主要包括:骨擦感、异常活动、肌腱弹响、皮下捻发感等。骨擦感是骨折后两骨折端相互摩擦时产生的,是骨折的专有体征,也可用来判断骨折的愈合情况。手部狭窄性腱鞘炎的患者,当活动患指时可触及肌腱弹响感。

6. 动、静脉触诊 结合局部皮温和色泽,触诊动脉搏动可判断血管是否有损伤。触诊静脉时需要感觉静脉充盈度,以判断血液充盈程度和循环血液量。

(屠重棋 镐英杰 黄 强)

第四章

动诊和量诊

第一节　关节运动方向及其命名

关节的运动方向常用三个平面来指明,即矢状面、冠状面和横断面,三面之间呈相互垂直的关系。关节沿着冠状轴进行的运动称为屈或伸,沿着矢状轴进行的运动称为外展或内收;沿着垂直轴进行的运动称为内旋或外旋。屈伸和收展两组运动均是角度改变的运动,故称为角度运动。有些关节运动的活动度很小,似乎是在一个平面上的移动,称为滑动运动。二轴关节(如腕关节)或三轴关节(如肩关节)可做环转运动,环转运动为屈、展、伸、收的依次连续性运动。

第二节　关节运动度的测量和记录方法

关节运动度的测量通常采用不同式样的关节测角器,最简单的一种关节测角器是由两根直尺组成,即活铰链刻度尺(0°~180°)。测量关节运动时,测角器活铰链的安放位置要始终一致,否则就无法比较几次测得的结果。

一、关节运动的测量和记录

(一) 测量方法
采用中立位0°法,这是目前国际上通用的方法。

(二) 记录
记录是以中立位为起始点0°,按该关节屈、伸、内收、外展、内旋、外旋各运动平面的两个相反方向记录活动的起始到终末度数,两个度数之差即为活动范围。如肘关节伸0°,屈曲135°,则记录为:0°(伸)135°(屈),活动范围135°(图4-2-1)。

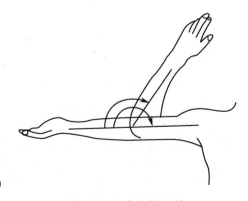

图4-2-1　中立位0°法

（三）关节活动度测量顺序

关节活动度测量时，均应先测量主动活动度，再测量被动活动度，当主、被动活动度一致时，则记录为主、被动活动一致。如肘关节伸 0°，屈曲 135°，则记录肘关节主、被动活动度为：0°（伸）135°（屈）；当肘关节主动活动与被动活动不一致时，应分别记录。如肘关节主动活动为：-10°（伸）90°（屈），而被动活动为：-10°（伸）120°（屈）。

（四）关节过伸

当关节出现过伸活动，应采用在过伸度数前加"+"号表示过伸。如肘关节过伸 5°，屈曲 135°，则记录为：+5°（伸）135°（屈）。

（五）关节伸屈受限

关节伸直功能受限，不能达到中立位 0°时，应在缺失度数前加"-"号表示伸直差的度数；屈曲差的度数即屈曲的实际度数。如肘关节伸差 30°，屈曲 100°，应记录为：-30°（伸）100°（屈）。

（六）关节强直

关节强直时，只用一个数字记录即强直位的度数。如肘关节伸直位强直，则记录为 0°强直；如肘关节在屈曲 60°位强直，则记录为肘关节屈曲 60°位强直。

（七）各关节的中立位（0°）

1. 肩关节　上肢自然下垂、靠近躯干，亦可为上臂贴近胸壁，屈肘 90°，前臂伸向前方。测量前屈、后伸、内旋、外旋、内收及外展。

2. 肘关节　为肘关节伸直成一条直线。测量过伸及屈曲。

3. 前臂（上下尺桡关节）　上臂贴胸壁，屈肘 90°，拇指向上。测量旋前与旋后。

4. 腕关节　手掌向下，手与前臂成一直线。测量臂伸、掌屈、桡偏、尺偏。

5. 拇指　拇指伸直并列于第二指，测量掌拇关节的过伸与屈曲和拇腕掌关节的外展和内收，并测量拇腕掌关节及拇掌关节的对掌动作和对指。

6. 第二至第五指　为伸直位，测量掌指关节及指间关节的过伸及屈曲。以中指为中心，测量第二、第四及第五指外展。

7. 脊柱　直立，颈向上伸直，两眼平视，下颌内收。测量屈、伸、左侧屈、右侧屈、左旋及右旋。

8. 髋关节　仰卧位，腰椎不要过分前凸（离床面不超过 2cm），两侧髂前上棘与耻骨联合在同一水平线上，下肢自然伸直且垂直与两侧髂前上棘连线，髌骨向上。测量屈曲、伸直、内收、外展、内旋及外旋。俯卧位测量过伸。另一中立位为仰卧屈髋、屈膝 90°，测量内旋、外旋。

9. 膝关节　大腿与小腿成一直线，测量过伸及屈曲。另一中立位为坐位屈膝 90°，脚趾向前，测量小腿外旋及内旋。

10. 踝关节　足纵轴与小腿呈 90°位，测量背伸与跖屈。

11. 足　脚尖向前方，足趾与足底在一水平线面。测量跗间关节的内翻，以及跖趾关节或趾间关节的背伸及跖屈。

（八）四肢主要关节的活动范围

1. 肩关节　肩关节主要活动范围为前屈 0°~90°，后伸 0°~45°，内收 0°~40°，外展 0°~90°，上举 90°~180°，内旋 0°~80°，外旋 0°~30°。在测量外展角度时应注意固定肩胛骨（图 4-2-2~图 4-2-4）。

2. 肘关节　肘关节主要活动为屈伸活动，其活动范围为 0°（伸）~140°（屈）（图 4-2-5）。

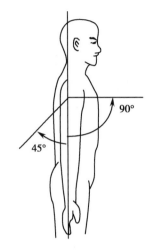

图 4-2-2 肩关节前屈后伸活动范围

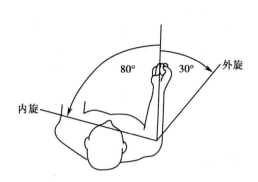

图 4-2-3 肩关节内旋、外旋活动范围

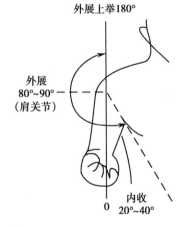

图 4-2-4 肩关节内收、外展和上举活动范围

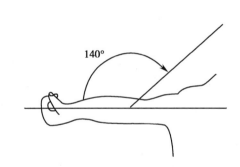

图 4-2-5 肘关节屈伸活动范围

3. 前臂旋转活动 前臂旋转活动范围为旋前 0°~90°,旋后 0°~90°(图 4-2-6)。

4. 腕关节 腕关节活动为屈腕 0°~90°,伸腕 0°~70°,桡偏 0°~30°,尺偏 30°(图 4-2-7、图 4-2-8)。

5. 髋关节 髋关节主要活动范围为外展 0°~60°,内收 0°~30°,屈髋 0°~90°(膝关节伸直位时),0°~140°(膝关节屈曲位时),后伸 0°~15°,内旋 0°~40°,外旋 0°~50°(图 4-2-9、图 4-2-10)。

6. 膝关节 膝关节主要活动为伸膝 0°,膝过伸 15°,屈膝 0°~145°(图 4-2-11、图 4-2-12)。

7. 踝关节 踝关节主要活动范围为踝背伸 0°~30°,跖屈 0°~60°(图 4-2-13、图 4-2-14)。

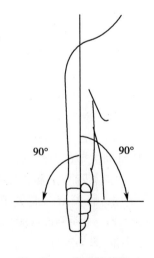

图 4-2-6 前臂旋转活动

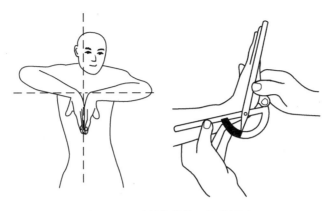

图 4-2-7　腕关节背伸及屈曲活动

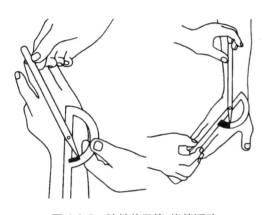

图 4-2-8　腕关节尺偏、桡偏活动

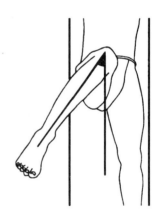

图 4-2-9　屈髋内旋

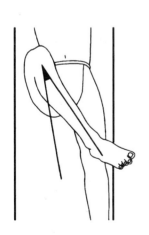

图 4-2-10　屈髋外旋

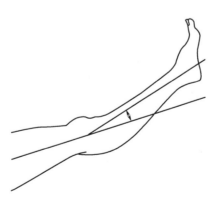

图 4-2-11　膝关节过伸活动

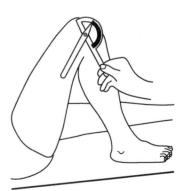

图 4-2-12　膝关节屈曲活动

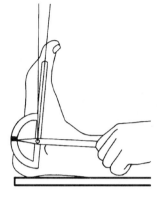

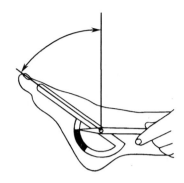

图 4-2-13　踝关节背伸活动　　　　　　　图 4-2-14　踝关节跖屈活动

（九）脊柱的活动范围和记录方法

脊柱的运动是多关节的联合运动,不容易确定测量角度的中心点,其活动范围一般只需大概估计。其运动方向有屈、伸、左右侧弯和左右旋转。可记录为:

1. 颈椎的活动范围和记录方法(图 4-2-15~ 图 4-2-17)

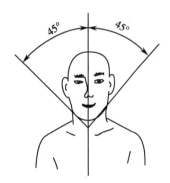

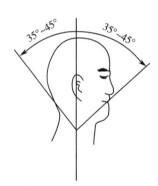

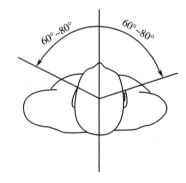

图 4-2-15　颈椎左右侧屈活动　　　　图 4-2-16　颈椎屈伸活动　　　　图 4-2-17　颈椎左右旋转活动

2. 腰椎的活动范围和记录方法(图 4-2-18~ 图 4-2-21)

二、关节运动测量的注意事项

1. 测量关节运动范围,首先应了解关节的正常运动范围,还应注意因人、年龄、性别、职业、生活方式及锻炼程度而异。最好是与健侧肢体做对比测量。

2. 先查主动运动,后查被动运动。主动运动范围是指患者通过自己主动活动肢体完成的活动范围,被动运动范围是指医生通过活动患者的肢体来检查肢体活动范围。如果主动运动正常,说明被动活动也将正常。

3. 如果主动运动异常,则应进一步检查其被动活动。注意关节内外障碍的鉴别。主动运动异常,被动运动正常时,说明病变不在关节内,可能为神经、肌肉等关节外疾患;主动运动与被动运动均受限制,说明病变可能在关节内或其周围软组织内。

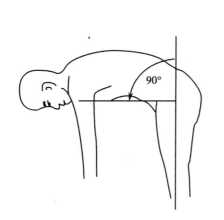
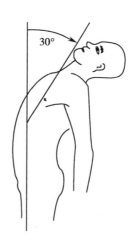

图 4-2-18　腰椎前屈活动　　　　　图 4-2-19　腰椎后伸活动

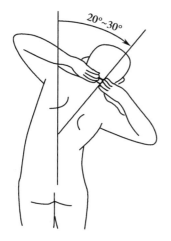
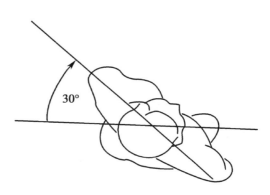

图 4-2-20　腰椎侧屈活动　　　　　图 4-2-21　腰椎右侧旋转

4. 注意排除相邻关节的互相影响或互相补偿。如髋关节运动限制时,可由腰部各关节代偿;膝关节屈曲挛缩时,可继发髋关节屈曲挛缩。另外,也应注意排除疼痛、瘢痕、衣着过紧等其他因素的影响。

5. 记录关节运动应包括以下几个项目:关节的名称与左右;关节僵硬、强直或挛缩的位置;主动运动和被动运动的范围;运动方向。

6. 关节功能的正确估价,要以关节的有效运动为准则。如肘关节活动异常的两种情况,一种是介于 0°~40° 之间,一种是介于 90°~130° 之间,虽然两者活动度均为 40°,但后者肘关节功能却要比前者好得多。

(周宗科　王光林　党宏胜)

第五章

肢体的测量

　　肢体测量是骨科临床检查中常用的检查方法,包括肢体长度和周径的测量。测量前要向患者解释并取得患者配合,测量过程中肢体的摆放、角度要处于中立位或左右对称。左右两侧对比测量,周径要测量肢体两侧肢体对称部位。准确的测量不仅对诊断和治疗有重要意义,而且对治疗前后效果评价也是很重要的。

第一节　肢体长度的测量

一、常用的测量方法

　　1. 比拟法　取肢体的对称点,比较其高低,可以了解肢体有无长短上的差别。比拟法适用于 3 岁以下的儿童,因为在年幼的儿童中,用皮尺测量可能因不合作而遇到困难。①大腿和小腿的测量方法:儿童仰卧,髋关节和膝关节屈曲,足掌平置在检查桌上,比较两膝盖的高低(图 5-1-1~ 图 5-1-3)。②上臂长短的比拟法:两上臂紧贴胸壁,肘关节屈曲,比较鹰嘴突的高低。③前臂长短的比拟法:双手合掌,两前臂并拢,肘部支撑于桌上,比较尺骨茎突和手指尖的高低。

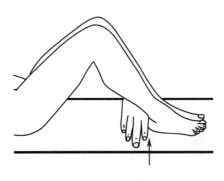

图 5-1-1　跟部平齐

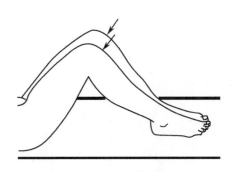

图 5-1-2　大腿长短的比拟法

2. 皮尺测量法　测量前先定出测量标志。在测量时必须注意以下几点：①测量前要观察有无先、后天畸形；②两侧肢体必须放在完全对称的位置上进行测量，常是以健肢仿效患肢的姿势；③两侧肢体的长度应做对比；④采用恒定的骨性标志点；⑤定点要准确。

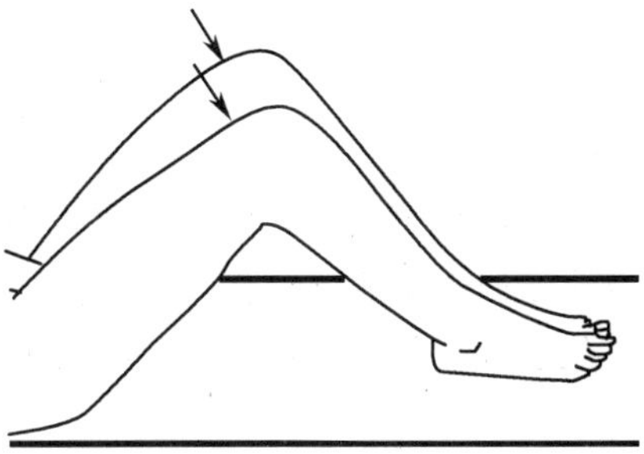

二、测量内容

1. 下肢总长度的测量　检查者用示指尖从大腿

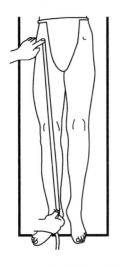

图 5-1-3　小腿长短的比拟法

根部由下而上触摸髂前上棘，当指尖最初接触骨突的一点用钢笔做一记号。其次用示指尖触摸内踝尖端，亦做一记号。用皮尺测量髂前上棘与内踝之间的距离，此为下肢的总长度（图 5-1-4）。大腿长度：测量大转子至膝关节外侧间隙之间的距离（图 5-1-5）。小腿长度：测量膝关节外侧间隙至外踝之间的距离；亦可测量膝关节内侧间隙至内踝之间的距离（图 5-1-6）。

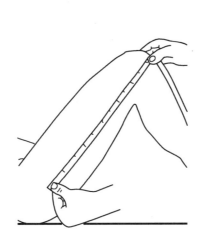

图 5-1-4　下肢总长度的测量

图 5-1-5　大腿长度测量

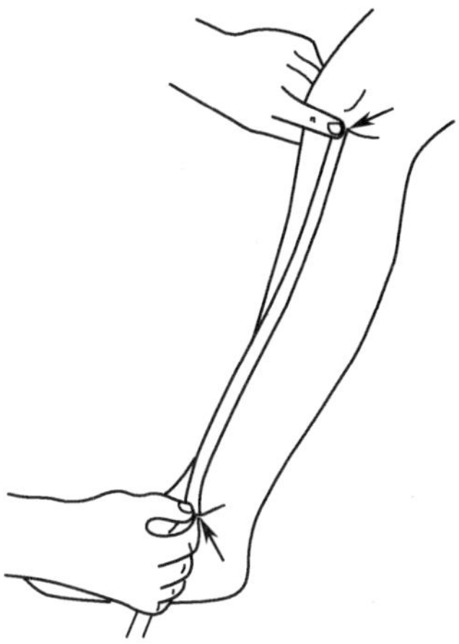

图 5-1-6　小腿长度测量

2. 上肢总长度的测量　测量肩峰至中指尖端之间的距离（图 5-1-7）。上臂长度：测量肩峰至鹰嘴突之间的距离。前臂长度：测量鹰嘴突至尺骨茎突之间的距离。

3. 下肢长度的差别　下肢长度可有实际上的差别、形式上的差别以及实际和形式同时存在的差别。

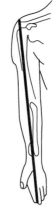

图 5-1-7　上臂总长度测量

第二节　肢体周径的测量

测量肢体周径常用以了解肌肉的萎缩程度及观察患肢肿胀。测量周径应选定双下肢相同水平肌肉饱满之处做比较。通常测量大腿时,皮尺放在髌骨上方 10~15cm 处;测量小腿时,皮尺放在髌骨下 10cm 处(图 5-2-1)。

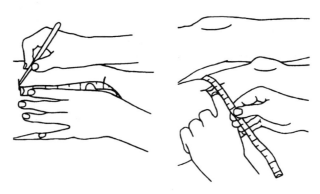

图 5-2-1　肢体周径的测量

（周宗科　党宏胜　王浩洋）

第六章

听 诊

在骨科临床检查中,听诊是用耳、手、器械去感知患者的语音、骨擦音、捻发音、骨传导、关节弹响等来协助诊断疾病,具有非常重要的价值。

第一节 听 诊 方 法

在骨科临床检查中一般听诊均需与触诊或动诊配合,或在关节主动与被动活动时仔细倾听。例如在肢体遭受外伤时,骨擦音即说明有骨折存在;肌腱的擦音表示腱鞘炎;根据关节摩擦音其不同的性质,推断出不同的疾病。

第二节 听 诊 内 容

一、骨擦音或骨擦感

骨擦音是耳闻的骨摩擦音;骨擦感是手触得的骨摩擦感觉。如果骨折诊断已很明确,则不应做骨擦音或骨擦感的检查。检查方法如下:用手指轻压局部,逐渐加重再逐渐轻放,在一压一放时,即可听到骨折端粗糙的摩擦音或摩擦感。

骨传导试验检查,用手指或叩诊槌叩打两侧肢体远端对称的骨隆起处,将听器放在肢体近端对称的骨隆起处,听骨传导音的强弱,与健侧对比其音调。正常骨传导音清脆,如果有骨折时,传导音即变钝或减弱。

二、关节摩擦音或摩擦感

嘱患者做关节主动运动,检查者用手抚摸关节并侧耳闻听;有时需用双手触诊法,即一手活动关节远端的肢体,另一手放在关节部触诊有无摩擦感。老年人关节运动时大多有关节摩擦感。关节摩擦音或摩擦感有好多种,代表不同的病理:

1. 粗糙的关节摩擦音或摩擦感 说明关节软骨面不平滑。

2. 比较清晰或迟钝的短促响声   如在关节运动之某一角度出现,表示关节内有移位的软骨或游离体。

3. **膝关节咿轧音**   在膝关节伸屈运动时,如闻及一个短促而较粗糙的轧音或伴有明显的关节震动,提示为盘状软骨。

4. **搅沙样擦音**   关节运动时如有持续的搅沙样擦音,而无丝毫疼痛,通常是神经性关节炎的特征。

三、血管搏动音

当肿瘤或肿块压住较大的动脉时,用听诊器可以听到动脉的搏动声。动脉瘤或动静脉瘘可听到特殊的与脉搏节拍相同的吹风样杂音;由于某些恶性肿瘤具有丰富的动静脉瘘,故在听诊时亦可听到类似的杂音。

(杨 静 党宏胜 曾 羿)

第七章

肌张力和肌力的测定

肌张力是指在正常、清醒、安静状态下,肌肉本身保持一定程度的固有的紧张度。它是维持人体各种姿势以及正常运动的基础,并表现为多种形式。肌力是指肌肉主动运动的力量、幅度和速度,通过测定肌力可以检查肌肉发育情况和神经损伤的定位,对神经、肌肉疾患的治疗和预后也有一定的价值。

第一节 测 定 方 法

肌张力在临床上分为:①静止性肌张力,是在静止状态时身体各部分肌肉所具有的张力。②姿势性肌张力,躯体站立时,虽然不见肌肉的显著收缩,但躯体前后肌肉均保持一定的张力,以维持站立时的姿势和身体的稳定,这叫姿势性肌张力。如果身体的重心发生了变化,姿势性肌张力也会反射性地调整,以保证姿势的稳定与平衡。③运动性肌张力,是指肌肉在运动中的张力,它是保证肢体运动的连续性与平衡性(无颤抖、抽搐、痉挛)的重要因素。

肌张力的增高或减低,主要根据触及肌肉的硬度和关节被动运动时的阻力来判断。肌张力降低表现为肌肉正常的隆起变得平坦;触诊时,肌肉正常的弹性变得松软;肌腹的移动幅度也增大;肢体做被动运动时,阻力减低或消失;关节运动的范围较生理状态扩大,出现伸屈过度现象。肌张力降低多见于下运动神经元病变(如周围神经炎、脊髓前角灰质炎)、小脑病变、肌病及先天性肌无力症等。

肌张力增高表现为静止状态下肌肉触诊有明显的坚硬感,甚至可见肌腱明显地隆起于皮下,往往伴有明显的体位改变甚至肢体挛缩、变形。肢体在做被动运动检查时,可以感到有明显的阻抗感。肌张力明显增高分痉挛性和强直性两种。痉挛性肌张力增高伴发于锥体束损害,被动运动患者关节时,在肌张力增高情况下出现阻抗感,这种阻抗感与被运动的速度有关。快速地牵伸在缩短状态下的肌肉时立即引起收缩、感到痉挛状态,牵伸到一定幅度时,阻力又突然消失,即所谓折刀样肌张力增高。强直性肌张力增高见于某些锥体外系病变中的特殊张力变化,其肌张力增高有选择性,上肢以内收肌、屈肌与旋前肌为主,下肢以伸肌肌张力增高占优势。被动运动患者肢体时所遇到的阻力一般比痉挛性者小。

肌力测定一般在肢体主动运动状态下进行。检查者徒手施以一定的阻力来测定肌力是否正常、良好、尚可、差、微收缩、无收缩。(图7-1-1)。

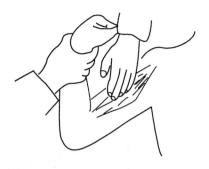

图 7-1-1　徒手肌力测定法

第二节　肌力的标准和记录

一、徒手肌力测定法

临床上最常用的是 Lovett 6 级的徒手肌力检查法,此法是由美国哈佛大学矫形外科学教授 K.W.Lovett 于 1916 年提出的一种不借助任何器材,仅靠检查者徒手对受试者进行肌力测定的方法。将测定的肌肉力量分为 0、1、2、3、4、5 共 6 级。每级的指标依据是根据受试肌肉收缩所产生的肌肉活动带动关节的活动范围抵抗重力和阻力的情况而定的。徒手肌力检查法具体内容如下:

0 级:受试肌肉无收缩。代表符号为 0(Zero),评定结果为:肌力为正常的 0%。

Ⅰ级:肌肉有收缩,但不能使关节活动。代表符号为 T(trace),评定结果为:微有收缩,肌力为正常的 10%。

Ⅱ级:肌肉收缩能使肢体在去除重力前提下做全范围关节活动。代表符号 P(poor),评定结果为:差,肌力为正常的 25%。

Ⅲ级:肌肉收缩能使肢体抵抗重力做关节全范围活动,但不能抵抗外加阻力。代表符号为 F(fair),评定结果为:尚可,肌力为正常的 50%。

Ⅳ级:肌肉收缩能使肢体抵抗重力和部分外加阻力。代表符号为 G(good),评定结果为:良好,肌力为正常的 75%。

Ⅴ级:肌肉收缩能使肢体活动抵抗重力及充分抵抗外加阻力。符号为 N(normal),评定结果为:正常,肌力为正常的 100%。

二、肌力评估的器械检查

在肌力超过Ⅲ级时,为了进一步做较详细的定量评定,需用专门的器械做肌力测试。根据肌肉不同的收缩方式有不同的测试方式,包括等长肌力检查、等张肌力检查及等速肌力检查。常用方法如下:

1. 等长肌力检查是在标准姿势下用测力器测定一个肌肉或肌群的等长收缩(isometric contraction)肌力。常用检查项目有:

(1) 握力:用大型握力计测定。测试时上肢在躯干侧下垂,握力计表面向外,将把手调节到适宜的宽度。测试 2~3 次,取最大值。以握力指数评定:握力指数 = 握力(kg)/

体重(kg)×100,正常应高于50。

(2) 捏力:用拇指和其他手指的指腹捏压握力计或捏力计可测得质量力,其值约为握力的30%。

(3) 背肌力即拉力:用拉力计测定。测量时两膝伸直,将把手调节到膝盖高度,然后用力伸直躯干上拉把手。以拉力指数评定:拉力指数 = 拉力(kg)/体重(kg)×100 正常值为:男150~200,女100~150。此法易引起腰痛患者症状加重或复发,一般不用于腰痛患者。腰痛患者采用俯卧位手法检查代替。

(4) 四肢各组肌力测定:在标准姿势下通过钢丝绳及滑轮拉动固定的测力计,可对四肢各组肌肉的等长肌力进行分别测定。这组设备可组合成一架综合测力器,以便使用。

2. 等张肌力检查 即测定肌肉进行等张收缩(isotonic contraction)使关节作全幅度运动时所能克服的最大阻力。做1次运动的最大阻力称1次最大阻力(1 repetition maximum,1RM),完成10次连续运动时能克服的最大阻力(10RM),测定时对适宜负荷及每次测试负荷的增加量应有所估计,避免多次反复测试引起肌肉疲劳,影响测试结果。运动负荷可用哑铃、沙袋、砝码等可定量的负重练习器进行。

3. 等速肌力检查 用于电脑连接的Cybex型等速测力器进行。测试时肢体带动仪器的杠杆做大幅度往复运动。运动速度用仪器预先设定,肌肉用力不能使运动加速,只能使肌力张力增高,力矩输出增加。此力矩的变化由仪器记录,并同步记录关节角度的改变,绘成双导曲线,并自动作数据记录。这种等速测试法精确合理,能提供多方面的数据,已成为肌肉功能检查及其力学特性研究的良好手段。

(杨 静 党宏胜 曾 羿)

第八章

神经系统检查

神经系统检查是骨科疾病临床检查中非常重要的部分。神经系统损伤不但见于急性损伤,也可见于慢性损伤。熟悉神经的分布、走行以及其功能,通过物理检查和(或)电生理学检查,来判断是否有神经损伤以及损伤的平面、程度。

第一节　周围神经损伤

周围神经有运动、感觉和自主神经三种神经纤维组成。运动神经纤维的细胞体位于脊髓前角内,终末器官是肌肉内的运动终板;感觉神经纤维的细胞体位于脊神经背根神经节内,远端止于皮肤的神经末梢,各种特殊分化的感受器,分别司痛、温、触等感觉。突触前交感、副交感神经纤维的细胞体位于脊髓前角,属传出纤维;节后交感、副交感神经纤维起源于交感神经节神经元,支配皮肤、血管和毛囊,支配汗腺分泌、血管舒缩和竖毛肌收缩等。

一、神经损伤的分类

(一) Seddon 分类法

1. 神经震荡　神经损伤较轻,多因轻度牵拉、短时间压迫、邻近震荡波及等所致;神经无明显的组织结构改变。表现为传导功能暂时性丧失,以运动麻痹为主,感觉功能仅部分丧失,在数日内常可恢复。

2. 轴索中断　神经损伤较重,多为钝性损伤,如牵拉、骨折、药物刺激、长时间压迫、寒冷或缺血等所致。神经轴索中断,周围的支持结构保持完整,远端发生 Waller 变性;近端再生的轴索可沿原远侧端长到终末器官,恢复神经功能。

3. 神经断裂　神经损伤严重,神经束甚至整个神经干离断,多见于开放性损伤、暴力牵拉、神经缺血、化学性破坏等。远端发生 Waller 变性,神经失去连续性。

(二) Sunderland 分类法

1. 第一度　神经传导功能丧失,轴索保持完整或部分脱髓鞘改变。

2. 第二度　神经轴索中断,远端发生 Waller 变性,但神经内膜管完整,近端长出的再生轴索可沿原来的神经通道长到终末器官,功能恢复比较完全。

3. 第三度　束膜内神经纤维断裂,但束膜保持连续性,远端发生 Waller 变性。近端长出的再生轴索可以沿束膜长入远侧,并到达终末器官,较好地恢复功能。

4. 第四度　部分神经束中断,神经外膜完整,远端的神经纤维发生 Waller 变性,近端长出的轴索因束间瘢痕阻碍,无法向远端长入,损伤的神经束仅可恢复部分功能。

5. 第五度　神经完全离断,远端发生 Waller 变性,从近端长出的轴索,难以通过断端间的瘢痕,神经功能无法恢复。

二、神经损伤临床检查的内容

1. 损伤的部位　如有伤口,了解损伤的性质、程度,初步判断神经损伤的可能类型。

2. 肢体姿势改变　如桡神经损伤时的腕下垂、尺神经损伤时的爪形手、正中神经损伤时的猿手、腓总神经损伤时的足下垂等改变。

3. 运动功能检查　周围神经损伤后,肌肉发生弛缓性瘫痪,肌张力消失,肌肉逐渐萎缩,并逐渐发生纤维化。肌肉功能的恢复是神经功能恢复的标志之一,必须对肌肉进行肌力测定,一般用 Lovett 6 级法。

4. 感觉功能检查　根据皮肤的感觉异常的范围,判断相应的损伤的神经,需要注意:相邻的感觉神经分布区有重叠支配的现象,当神经损伤后数日内感觉消失范围逐渐变少,并不一定是神经损伤后的恢复,而可能是邻近神经的代替功能有限扩大的结果,在损伤神经单独分布区无任何感觉恢复。感觉功能一般检查包括:触觉、痛觉和两点分辨觉;本体觉与浅感觉为精细感觉,痛觉和深触觉为粗感觉。神经损伤修复后,粗感觉恢复较早也较好。

5. Tinel 征　即神经干叩击试验,神经损伤后或损伤神经修复后,在相应平面轻叩神经,其分布区会出现放射痛和过电感。这是因为神经轴突再生较髓鞘快,轴突外露,受到叩击刺激后出现过敏现象。

6. 神经反射　根据神经和肌肉的损伤程度,可以出现腱反射消失或减退。

7. 神经营养改变　神经损伤后,其支配区皮温低,无汗,光滑,萎缩,指甲起峪。无汗和少汗区一般与感觉消失的范围符合,检查方法:①碘 - 淀粉试验:在手指掌侧涂 2% 的碘溶液,干后涂抹一层淀粉,然后用灯烤,饮热水,并可做适当运动使患者出汗,出汗区变为蓝色。②茚三酮指印试验:在发汗后将患指或趾置于干净纸上按一指印,用铅笔画出手指或足趾范围,将纸浸于茚三酮溶液中后取出烘干。如有汗液,在指印处显示出紫色点状指纹。

三、上肢神经损伤的检查

(一) 臂丛神经损伤的检查

1. 臂丛神经　臂丛神经由 C_5-T_1 神经根前支组成,偶尔有 C_4 和 T_2 神经根的前支参与,分为根、干、股、束、支五级。在颈部,神经根位于斜角肌之间。C_5 和 C_6 神经根形成上干,C_7 神经根形成中干,C_8 神经根和 T_1 神经根形成下干。臂丛神经干位于颈后三角内,锁骨下动脉位于下干的前方。每干分为前股和后股,位于锁骨的后方。上、中、下干的后股合成为后束,上干和中干的前股合成为外侧束,而下干的前股独立延续为内侧束。臂丛神经的三个束在腋动脉的第一段以上进入腋部,包绕腋动脉的第二段,在第三段周围发出分支。

(1) 臂丛神经根的分支:①肩胛背神经,单独由 C_5 神经根发出,支配菱形肌;②胸长神经,

由 C_{5-7} 神经根发出,支配前锯肌。

(2) 臂丛神经干的分支:①肩胛上神经,支配冈上肌和冈下肌;②锁骨下神经,支配锁骨下肌。

(3) 臂丛神经束的分支:①外侧束(C_{5-7})分支,胸外侧神经,支配胸大肌;肌皮神经,支配肱二头肌和喙肱肌;正中神经的外侧根。②内侧束(C_8,C_1)分支,胸内侧神经,支配胸大肌;臂内侧皮神经,支配上臂前侧和内侧的皮肤感觉;前臂内侧皮神经,支配上臂的下段和前臂的内侧皮肤感觉;正中神经的内侧根;尺神经(90% 以上的个体,其尺神经接受来自外侧束的分支 $C_{6,7}$)。③后束(C_{5-8},T_1)分支,上肩胛下神经(C_{5-6}),支配部分肩胛下肌;下肩胛下神经(C_{5-6}),支配肩胛下肌和大圆肌;胸背神经(C_{6-8}),支配背阔肌;桡神经(C_{5-8},T_1);腋神经(C_{5-6})。

2. 臂丛神经损伤的分类

(1) 全臂丛损伤:损伤包括 C_5-T_1,运动障碍表现为上肢肌肉全瘫,感觉改变表现为手、前臂和上臂的部分感觉消失。上肢呈连枷臂悬荡在身边(图 8-1-1),可出现 Horner 综合征。

(2) Erb-Duchenne 瘫痪:C_{5-6} 神经根受累(上肢产瘫),上肢畸形的典型特征是:腕部屈曲、旋前,手指屈曲;肘伸直,肩内旋(侍者小费畸形),支配菱形肌的肩胛背神经和胸长神经通常不累及(图 8-1-2)。

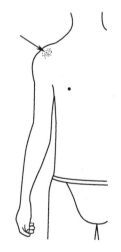 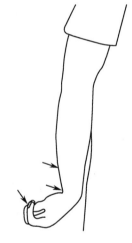

图 8-1-1 全臂丛神经损伤的 连枷臂征　　图 8-1-2 Erb-Duchenne 瘫痪 时的"侍者小费畸形"

(3) Klumpke 瘫痪:C_8-T_1 神经根受累,包括小鱼际和大鱼际肌群在内的手部小的内在肌群瘫痪,出现爪形手畸形。前臂和腕部尺侧感觉消失。多数患者出现相应的 Horner 综合征。(注:乳腺癌接受放疗的患者中的 38% 出现臂丛神经损伤表现)(图 8-1-3)。

(4) T_1 神经根损伤:T_1 神经根单独受累,手部小肌肉(包括鱼际肌群)瘫痪和手尺侧感觉丧失是唯一的体征。本类型损伤多见于不完全性低位产伤、颈椎滑脱、颈肋综合征、神经纤维瘤病和转移癌(图 8-1-4)。

3. 臂丛神经损伤程度的评估

(1) 判断损伤范围:先通过测试肩、肘、腕和手指的主动运动判断受损的神经节段,然后

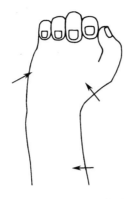

图 8-1-3　Klumpke 瘫痪爪
形手畸形

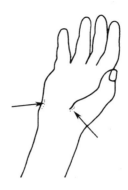

图 8-1-4　T_1 神经根损伤出
现鱼际肌萎缩

用针刺和轻触,检查感觉,再标记受累的皮节(图 8-1-5)。

(2) 确定损伤类型:分类可能困难,但是,近端损伤的体征越明显,脊髓束撕脱损伤的机会就越大,预后越差。当 T_1 损伤接近神经根管时,会出现 Horner 综合征,其特点是:瞳孔缩小、眼睑下垂、眼球内陷及手部因无汗而干燥(图 8-1-6)。

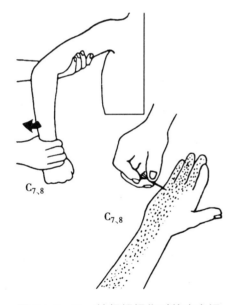

图 8-1-5　$C_{7,8}$ 神经根损伤时的患者运
动和感觉检查

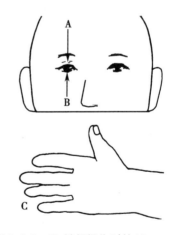

图 8-1-6　T_1 神经损伤时的 Horner 征

(3) 锁骨上方感觉区检查:这个区域正常是由 C_{3-4} 节段支配,如果该区域受累,那么通常意味着损伤非常严重,不但涉及臂丛损伤,而且涉及神经根的上方,是预后较差的近端损伤。颈后三角的深度青紫也明显地提示神经节前损伤。

(4) 肩胛背神经功能检查:检查从臂丛发出来的第一级神经——支配菱形肌的肩胛背神经(C_5):嘱患者将手放在臀部,肘部抗阻力向后用力,可以感觉到菱形肌的收缩。如果没有收缩,就表明为臂丛上干形成处的近端损伤,提示为脊髓撕脱;如果存在菱形肌收缩,就意味着损伤在椎间孔以远(图 8-1-7)。

(5) 胸长神经(C_{5-7})功能检查:检查前锯肌,嘱患者双手用力推墙,该神经损伤会产生翼状肩胛(图 8-1-8)。

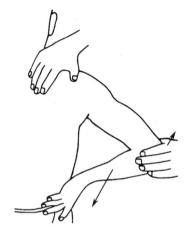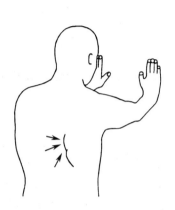

图 8-1-7　肩胛背神经功能检查　　　　图 8-1-8　胸长神经功能检查

(6) 肩胛上神经(C_{5-6})功能检查:检查冈上肌,嘱患者抗阻力外展上臂,感觉肩胛冈上方的肌肉收缩;冈下肌可以通过嘱患者外旋肩关节,感觉肩胛冈下方肌肉的收缩来检查(图 8-1-9)。

(7) 其他检查

1) Tinel 征:在颈外侧,自上而下,沿着神经根移行出脊柱的走行线,进行叩击。如在相应皮节区出现明显的痛性麻痹,则为阳性。例如:叩击 C_6 神经根,拇指出现严重的疼痛和麻刺感。

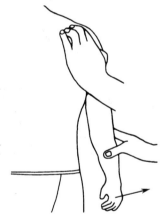

2) X 线和 MRI 检查:①拍摄颈椎 X 线片,排除其他病变。偶尔也可能为横突骨折,骨折的严重程度提示损伤的严重性和恢复的可能性。②后前位的胸部 X 线片可以显示半侧膈肌瘫痪,提示可能是近端的损伤。③MRI 可以清楚地显示神经撕裂的位置,尤其是在神经节前的损伤。

图 8-1-9　肩胛上神经功能检查

3) 脊髓造影可以为有或没有体征的神经根性撕脱伤提供有价值的信息。阳性体征包括:创伤性脑(脊)膜突出、神经根窝消失或缩小或扩张、脊髓腔内脑脊液囊性蓄积。阳性预示预后不良。

4) 肌电图:推荐至少检查两块由各自不同的神经根支配的肌肉。将电极插入肌肉中,如果肌肉存在动作电位,无论电位大小,都提示神经根有不同程度的连续性。

5) 感觉传导:两种方法可以评估感觉传导:①在腕部电刺激正中神经,通过分离电极的方法尝试在臂丛或颈部收集动作电位;②在腕部电刺激正中神经,通过示指环绕环形电极的方法,采集远端的电位。后一种方法更可行。双侧比较,如果两侧结果一样,则提示严重的或完全的节前神经损伤(神经根自脊髓撕脱)。如果在损伤侧没有获得感觉动作电位,则提示节后神经的损伤;如果动作电位减小,可能是混合性损伤。

　　6)组胺试验:在每个受累皮节的中心滴一滴 1% 的组胺,皮肤刺穿;正常的一侧作为对照组。在正常侧通常有三联反应,在 10 秒钟内完全出现潮红,在受伤侧未出现潮红,提示节后神经损伤。如果三联反应 3 周后仍然在麻痹皮肤区存在,则为节前神经损伤。

　　4. 臂丛神经损伤预后不良的体征
　　(1) 涉及所有 5 个神经根的完全性损伤。
　　(2) 在麻痹的臂部出现严重的疼痛。
　　(3) 在锁骨以上感觉丧失和在颈后三角淤血肿胀。
　　(4) 颈椎横突骨折。
　　(5) Horner 综合征。
　　(6) 菱形肌和前锯肌瘫痪。
　　(7) 感觉丧失,感觉传导阻滞。

　　(二)腋神经损伤检查
　　1. 三角肌外形检查　腋神经损伤最常见于肩关节脱位和肱骨近端移位骨折,通常可行恢复;当肌肉失用影响三角肌饱满度时,肩关节外侧呈扁形状(图 8-1-10)。
　　2. 三角肌运动检查　嘱患者外展上臂,检查者给予适当阻力,观察和感觉三角肌的收缩,仔细对比两侧肩关节(图 8-1-11)。

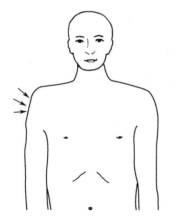

图 8-1-10　腋神经损伤时三角肌萎缩

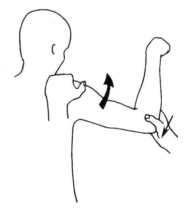

图 8-1-11　三角肌运动检查

　　3. 腋神经感觉交配区检查　在肩外侧"军队臂章"区域检查感觉丧失区,这一区域是由腋神经专门支配的。当肩关节疼痛而不能运动时(如脱位),感觉丧失是无法做三角肌肌力检查的情况下诊断腋神经损伤的重要体征(图 8-1-12)。

　　(三)桡神经损伤检查
　　1. 桡神经运动支的分布
　　(1) 在上臂部,桡神经支配肱三头肌(图 8-1-13A)。
　　(2) 在肘关节前方,桡神经支配肱桡肌、桡侧腕长伸肌、肱肌;桡神经的后侧骨间支,在进

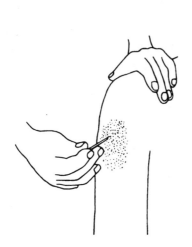

图 8-1-12 腋神经感觉功能检查

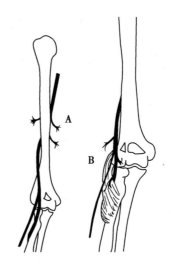

图 8-1-13 桡神经在上臂和肘部运动支的分布

入旋后肌管之前,发出分支支配桡侧腕短伸肌和部分旋后肌(图 8-1-13B)。

(3) 在旋后肌管内,桡神经的后侧骨间支配旋后肌的其他部分(图 8-1-14A),此部位损伤,可引起局部疼痛。

(4) 在肘关节下部,桡神经离开旋后肌时,支配指总伸肌腱、小指和示指伸肌腱、尺侧腕伸肌、拇长展肌和拇长、短伸肌(图 8-1-14B)。

2. 桡神经感觉支分布

(1) 桡神经浅支末端部分支配手背的桡侧半(图 8-1-15A);

(2) 桡神经的后侧皮支,从上臂的上部发出,支配上臂和前臂背侧区域(图 8-1-15B)。

3. 桡神经常见损伤部位

(1) 腋部(例如:拐杖或所谓的"星期六夜麻痹"椅子背损伤)(图 8-1-16A);

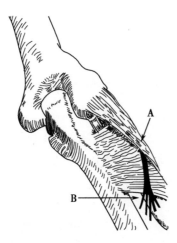

图 8-1-14 桡神经在肘下运动支的分布

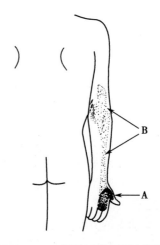

图 8-1-15 桡神经感觉支的分布

（2）肱骨干的中部（因骨折和止血带麻痹压迫）（图 8-1-16B）；

（3）肘关节的下方（例如：肘关节脱位、Monteggia 骨折、腱鞘囊肿和手术暴露该区域时发生的手术创伤）（图 8-1-16C）。

4. 桡神经损伤的检查

（1）桡神经损伤的重要体征：①明显的腕下垂畸形（图 8-1-17A）；②前臂肌肉萎缩（图 8-1-17B）；③肱三头肌的萎缩，提示有高位损伤（图 8-1-17C）。

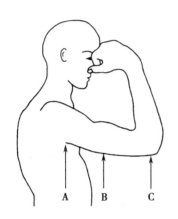
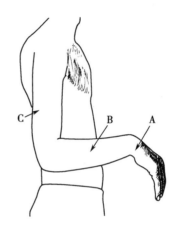

图 8-1-16　桡神经常见损伤部位　　　　图 8-1-17　桡神经损伤的重要体征

（2）伸腕和伸指功能检查：患者肘关节屈曲，手放在旋前位置，检查者手握患者腕部，嘱患者首先尝试伸指，然后背伸腕关节；如果存在任何的活动，则通过在其手指和手背施加反作用力，评估肌力（图 8-1-18）。

（3）旋后肌检查：检查旋后肌功能时，肘关节必须伸直，以消除肱二头肌的旋后动作。当检查者施加旋前反力时，嘱患者后旋手部。后旋动作消失提示旋后肌管出口近侧损伤，然后检查旋后肌管的压痛点（图 8-1-19）。

（4）肱桡肌检查：嘱患者肘关节处于中立位，做抗阻力屈曲动作，检查者感觉和观察肱桡

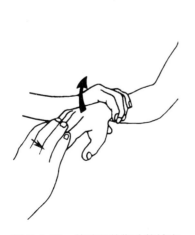
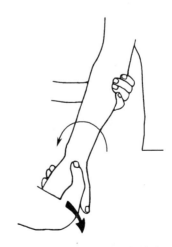

图 8-1-18　伸腕和伸指功能检查　　　　图 8-1-19　旋后肌功能检查

肌的收缩,该肌肌力消失提示桡神经在旋后肌管以上损伤(图8-1-20)。

(5) 肱三头肌检查:伸肩关节,然后嘱患者伸肘关节。先抗地心引力,再抗阻力伸肘。肱三头肌力量减弱提示桡神经损伤在肱骨中段水平,或者是一个不完全的高位损伤;肱三头肌力完全消失提示高位(臂丛)损伤(图8-1-21)。

(6) 桡神经感觉支配区检查:感觉消失局限在手时,提示桡神经损伤可能非常接近肘关节;仔细检查运动和感觉消失,能够精确地进行损伤定位。

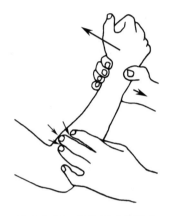 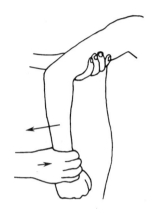

图 8-1-20　肱桡肌功能检查　　　　　图 8-1-21　肱三头肌功能检查

(四) 尺神经损伤的检查

1. 尺神经运动支分布

(1) 在前臂,支配尺侧腕屈肌和指伸屈肌的尺侧半(图8-1-22A);

(2) 在手部,支配小鱼际肌、骨间肌、两块蚓状肌和拇收肌(图8-1-22B)。

2. 尺神经感觉支分布　　注意在手部由正中神经和尺神经支配的区域有变化:最常见的支配方式见图8-1-23所示。支配A区的感觉分支起源前臂,此区感觉丧失提示腕近侧的神经损伤。

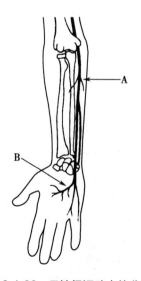 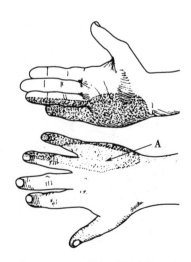

图 8-1-22　尺神经运动支的分布　　　　图 8-1-23　尺神经感觉支的分布

3. 尺神经损伤的常见部位

(1) 尺神经通过豌豆骨和钩骨钩部之间的尺侧腕管时受嵌压出现腕管综合征。最远端的损伤影响尺神经掌深支,掌深支是运动支(图 8-1-24A)。

(2) 腕部损伤多为开放伤,尤其是撕裂伤,偶尔由于创伤和腱鞘囊肿所致(图 8-1-24B)。

(3) 肘关节的远端,尺神经经过尺侧腕屈肌的两个头之间时受压(图 8-1-25A)。

(4) 肱骨内上髁平面,如:在肘内翻和骨关节炎可能出现局部摩擦、受压或牵拉而继发尺神经炎(图 8-1-25B)。

(5) 臂丛,颈部的创伤或其他损伤而致(图 8-1-25C)。

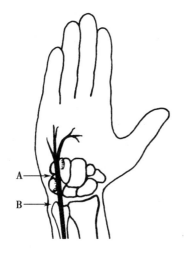

图 8-1-24　尺神经在腕部的常见损伤部位

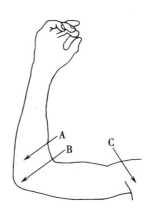

图 8-1-25　尺神经在前臂和上臂的常见损伤部位

4. 尺神经损伤的检查

(1) 注意下列情况的存在:①小指的不随意外展动作;②小鱼际肌萎缩失用;③皮肤溃疡、指甲脆弱以及其他失用性改变;④是否存在陈旧性损伤所致肘内翻或肘外翻畸形;⑤前臂内侧肌肉失用性萎缩,可证实为腕关节近侧的神经损伤。两侧前臂对比检查。

(2) 爪状手畸形:环、小指近侧指间关节屈曲;如果远侧指间关节也屈曲,则提示指深屈肌完整,损伤位于远侧;但相互矛盾的是,在运动支更多的腕关节近侧损伤时,手部畸形反而不明显。

(3) 屈伸活动肘关节,检查经过内上髁后方尺神经的异常活动。如果神经滑过内上髁,那么可以诊断为创伤性尺神经炎。在内上髁上方开始,检查者用手指滚动神经,直到神经消失在尺侧腕屈肌的覆盖之下,大约距内上髁 4cm。注意疼痛、皮肤增厚或产生异常感觉的程度(图 8-1-26)。

(4) 触诊腕部尺侧腕屈肌腱外侧的尺神经,向下至尺管区,检查有无疼痛和感觉异常。

(5) 骨间肌:虎口区第一背侧骨间肌背侧皮肤凹陷是最明显的阳性体征。第一背侧骨间肌的检查:患者掌心朝下,嘱患者在抗阻力情况下外展示指,观察和触摸该肌收缩。嘱患者用环指和小指夹持一张纸,手指必须完全伸直。检查者抽拉纸,检查夹纸力。在尺神经完全

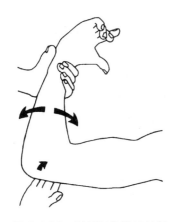

图 8-1-26　肘部迟发性尺神经
炎的检查

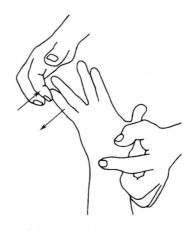

图 8-1-27　小指外展功能检查

麻痹时,小指处于轻度外展位,患者不能夹住纸。

(6) 检查小指外展肌:检查者用示指对患者伸直的小指给予内收外力,嘱其抗阻力外展小指,观察和感知外展肌力,两侧对比。活动丧失提示腕关节近侧尺神经损伤(图 8-1-27)。

(7) 检查拇收肌:患者用拇指和示指桡侧夹持一张纸,检查者抽拉纸。如果拇收肌麻痹,在抽拉纸的过程中拇指指间关节屈曲,与健侧对比(Froment 试验)。

(8) 检查尺侧腕屈肌:嘱患者抗阻力屈曲腕关节,检查者手指感知腕部尺侧该肌的紧张度。

(9) 检查指深屈肌腱:指深屈肌尺侧半由尺神经支配。检查者固定患者小指的中节指骨,嘱患者屈曲远端指间关节,同时在小指指端给予阻力对抗,观察其屈指力量。如果屈指力量消失,提示神经在肘关节附近或其上方损伤(图 8-1-28)。

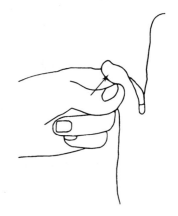

图 8-1-28　小指指深屈肌检查

(10)尺神经感觉功能检查:用针刺法检查尺神经支配区的任何感觉异常。出现手掌尺侧到手背尺侧部的感觉丧失标志着尺神经在腕近侧损伤。

(五) 正中神经损伤的检查

1. 正中神经运动支的分布

(1) 手:大鱼际肌和桡侧两块蚓状肌(图 8-1-29A)。

(2) 前臂(通过骨间前侧分支):拇长屈肌、指深屈肌桡侧半、旋前方肌(图 8-1-29B)。

(3) 肘关节附近:指浅屈肌、桡侧腕屈肌、掌长肌和旋前圆肌(图 8-1-29 C)。

2. 正中神经感觉支的分布　正中神经和尺神经支配的相应区域存着较大的变异,应注意由桡神经浅支末梢支配的手背桡侧部分(8-1-30R)。最常见的感觉分布方式如图 8-1-30所示。

3. 正中神经损伤的常见部位

(1) 腕管:如腕管综合征和腕部的一些骨折、脱位(图 8-1-31A)。

(2) 腕部:如撕裂伤(图 8-1-31B)。

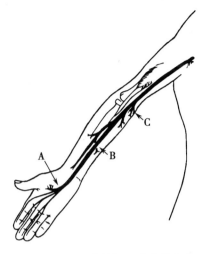

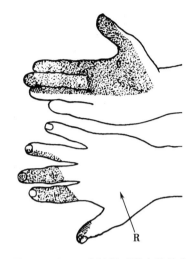

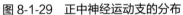

图 8-1-29　正中神经运动支的分布　　　　图 8-1-30　正中神经感觉支的分布

（3）肘部：儿童肘关节脱位（图 8-1-31C）。

（4）前臂（前侧骨间神经）：前臂骨折、神经浅支发出部位组织束带紧张压迫（图 8-1-31D）。

（5）肘关节正下方：旋前圆肌神经卡压综合征（图 8-1-31E）。

4. 正中神经损伤检查

（1）正中神经损伤观察：①大鱼际肌萎缩：在病程较长的病例，拇指平面可能与掌平面相平（猿手）（图 8-1-32A）；②示指指腹萎缩，指甲裂开和其他的萎缩性改变（图 8-1-32B）；③继发于局部感觉丧失的香烟燃烧指和其他的皮肤损伤体征（图 8-1-32C）。

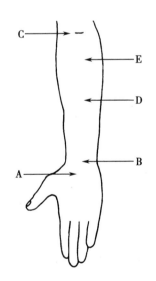

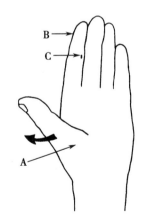

图 8-1-31　正中神经常见损伤部位　　　　图 8-1-32　正中神经损伤的视诊

（2）在肘部或其上方，前侧骨间神经损伤或正中神经主干损伤，可出现前臂外侧部分的失用和示指保持在伸直位（图 8-1-33）。

（3）旋前圆肌检查：患者肘关节伸直，前臂抗阻力旋前，检查者触摸肌肉收缩，如无肌肉

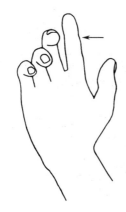 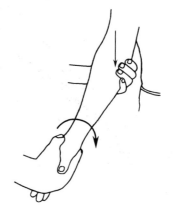

图 8-1-33 正中神经损伤后示　　　　图 8-1-34 旋前圆肌功能检查
指伸直畸形

收缩,提示神经在肘部或其上方损伤。在旋前圆肌神经卡压综合征可伴有肌肉疼痛和触痛
(图 8-1-34)。

(4) 前侧骨间支损伤的检查

1) 拇长屈肌检查:检查者固定患者的远侧指间关节的近节指骨,嘱患者屈曲远侧指间
关节,检查拇长屈肌和示指指深屈肌肌力,如果肌力丧失,说明正中神经可能在接近前侧骨
间神经分支处损伤(图 8-1-35)。

2) 正中神经损伤的筛选试验:嘱患者用拇指和示指指尖相对做圆环状,然后指尖用力
捏紧;在前侧骨间神经麻痹者,拇指和示指的末端将出现过伸畸形(由于拇长屈肌和指深屈
肌的外侧半麻痹),但大鱼际肌保持完好(图 8-1-36)。

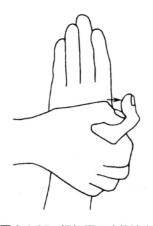 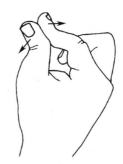

图 8-1-35 拇长屈肌功能检查　　　图 8-1-36 正中神经损伤的筛选试验

3) 幼儿正中神经损伤的筛选试验:当儿童的前侧骨间神经麻痹时,嘱患儿屈曲示指末
节关节,患儿常用另一只手协助完成屈曲动作,这说明其理解了检查者的要求,但不能够主
动完成该动作。

(5) 腕部正中神经检查:首先在腕部对神经定位。嘱患者在阻抗力下用力屈腕,在腕前

方近中线处可见肌腱突出,正中神经位于掌长肌和桡侧腕屈肌之间(在掌长肌缺如者,神经位于尺侧腕屈肌的内侧)。定位后在腕部的正中神经区域给予固定压力,沿着腕管向远侧移动,寻找压痛点(如怀疑腕管综合征,则用双拇指施压,计时出现麻木感的时间)(图8-1-37)。

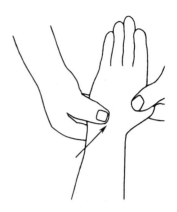

图 8-1-37 腕部正中神经触诊

(6) 拇短展肌检查:该肌由正中神经支配。检查时患者手掌向上平放于平面,检查者示指放在其手掌上方;嘱患者抬起拇指碰触检查者的示指;如果患者试图用其他指完成该动作,那么检查者用另一手固定其他手指;检查示指完成该动作的能力,并观察肌肉的收缩情况(图8-1-38);当检查者施力尝试将拇指压回起始位置时,嘱患者用力对抗。记录对抗力,触诊判断肌张力和肌容积,并且双侧对比检查(图8-1-39)。

(7) 正中神经感觉功能检查:用针刺法在正中神经支配区域检查出现感觉障碍的部位。

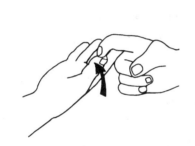

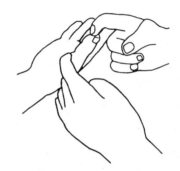

图 8-1-38 拇短展肌主动活动检查　　　图 8-1-39 拇短展肌抗阻检查

四、下肢神经损伤的检查

(一) 股神经损伤的检查

1. 股神经运动支的分布　①在腹股沟韧带上方支配髂腰肌(图8-1-40A);②在腹股沟韧带下方支配股四头肌、缝匠肌和耻骨肌(图8-1-40B)。

2. 股神经感觉支的分布　在腹股沟下方浅出后支配大腿前方。股神经的末支(隐神经)支配小腿和足的内侧部(图8-1-41)。

3. 股神经损伤的常见部位　股神经闭合性损伤较为罕见,损伤常因髂腰肌血肿局部压迫所致,多见于血友病和髋关节过伸性损伤(图8-1-42)。

4. 股神经损伤的感觉和运动功能检查　①股四头肌检查:通过嘱患者抗阻力伸直膝关节,检查股四头肌肌力(图8-1-43A)。②检查髂腰肌:通过抗阻力屈曲髋关节,检查髂

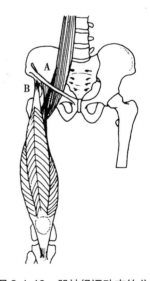

图 8-1-40 股神经运动支的分布

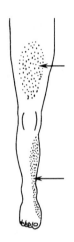

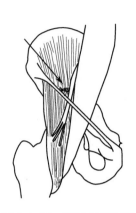

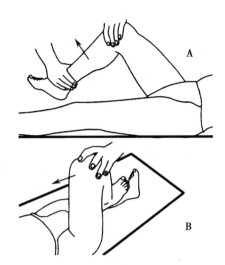

图 8-1-41　股神经感
觉支的分布

图 8-1-42　股神经损伤的
常见部位

图 8-1-43　股神经损伤的感觉和运动
功能检查

腰肌肌力(图 8-1-43B)。通过这些检查判定损伤。对可疑的病例,尝试引出膝腱反射。观察
股四头肌的任何失用情况,采用针刺法检查股神经支配区感觉变化情况。

(二) 腓总神经损伤的检查

1. 腓总神经运动支的分布　①小腿前方间室内的肌肉:胫前肌、踇长伸肌、趾长伸肌和
第三腓骨肌(图 8-1-44A);②腓侧间室内的肌肉:腓骨长、短肌(图 8-1-44B);③足部肌肉:趾
短伸肌(图 8-1-44C)。

2. 腓总神经感觉支的分布　①足第一趾蹼间隙(腓深神经支配)(图 8-1-45A);②足背、
小腿的前外侧(腓浅神经支配)(图 8-1-45B)。

3. 腓总神经损伤的常见部位　①腓骨颈,损伤原因如创伤(如在直接暴力作用下,膝关

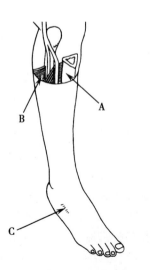

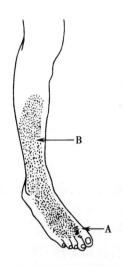

图 8-1-44　腓总神经运动支的分布　　　　图 8-1-45　腓总神经感觉支的分布

节的外侧韧带损伤)、压迫(如因管型石膏压迫或托马斯架旁边的金属边缘压迫)以及腱鞘囊肿和止血带性缺血。②腓骨颈以远,如前间室综合征,可伴有腓深神经同时受累及。

4. 腓总神经损伤的足下垂畸形　患者出现足下垂畸形,而且影响步态,行走时患者抬高患腿、跖屈的足拖曳于地面,或者足在地面拖滑(可导致患侧的鞋迅速、明显地磨损)(图 8-1-46)。

5. 腓总神经损伤的感觉和运动功能检查　①嘱患者足部背伸(腓深神经支支配)(图 8-1-47A);②外翻足部(腓浅神经支支配)(图 8-1-47B)。检查神经支配区域的感觉。同时注意观察有无小腿外侧和前方的肌萎缩。

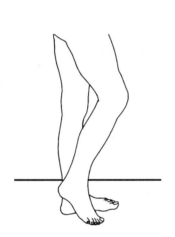

图 8-1-46　腓总神经损伤的足下垂畸形

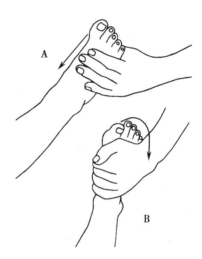

图 8-1-47　腓总神经损伤的感觉和运动功能检查

(三) 胫神经损伤的检查

1. 胫神经运动支的分布　①比目鱼肌和后侧肌间室深部肌肉:胫后肌、踇长屈肌和趾长屈肌(图 8-1-48A);②通过内侧和外侧跖神经末梢分支支配足底肌肉(图 8-1-48B)。胫神经在通过足底弓之前,也支配腓肠肌。

2. 胫神经感觉支的分布　①通过内侧和外侧跖神经末梢分支支配足底区域(图 8-1-49A);②支配足趾背侧甲床和远节趾骨感觉(图 8-1-49B)。标记由胫神经和腓总神经衍化的腓肠神经支配的足边缘。

3. 胫神经损伤的常见部位　①比目鱼肌腱弓下方,如胫骨近端骨折(图 8-1-50A);②腓肠肌缺血性损伤(如过紧的管型石膏和后侧肌间室综合征)和糖尿病性神经病变(图 8-1-50B);③内踝后方(如撕裂和骨折)(图 8-1-50C);④足部(如跗管综合征)(图 8-1-50D)。

4. 胫神经损伤运动功能检查　①在足底标记任何的肌肉失用,足趾呈爪形状,溃疡;②检查足趾屈曲力量;③在胫神经支配区域检

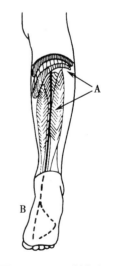

图 8-1-48　胫神经运动支的分布

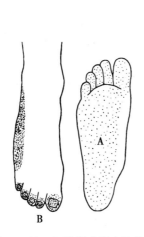

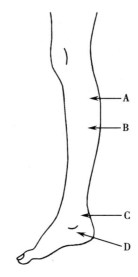

图 8-1-49　胫神经感觉支的分布　　　　图 8-1-50　胫神经损伤的常见部位

查感觉丧失区域。

（四）坐骨神经损伤的检查

1. 坐骨神经损伤后的运动功能障碍　①大腿的腘绳肌（图 8-1-51A）；②小腿后侧肌群（胫神经）（图 8-1-51B）；③足底肌（内侧和外侧跖神经）（图 8-1-51C）；④腓骨肌（腓浅神经）（图 8-1-51D）；⑤前肌间室内肌肉群（腓深神经）（图 8-1-51E）。

2. 坐骨神经损伤后感觉功能障碍　①全部足底（图 8-1-52A）；②足背（图 8-1-52B）；③小腿外侧部分（图 8-1-52C）。注意小腿和足的内侧部分未受累（隐神经支配）。如果股后侧皮神经受累，则大腿的后部感觉丧失。

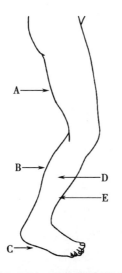

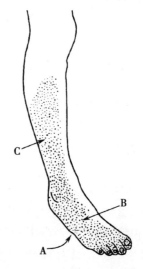

图 8-1-51　坐骨神经损伤后　　　　图 8-1-52　坐骨神经损伤后
的运动功能障碍　　　　　　　　感觉功能障碍

3. 坐骨神经损伤的常见部位　①髋关节后方:如髋关节的后脱位,骨盆骨折和髋关节手术损伤(图 8-1-53A);②大腿后侧深部:注意坐骨神经损伤麻痹与椎间盘突出症时神经根受累之间的区别(图 8-1-53B)。

4. 坐骨神经损伤的检查　坐骨神经损伤后肌萎缩发生于:①大腿后侧肌群(图 8-1-54A);②腓肠肌和腓骨肌(图 8-1-54B);③足底肌(图 8-1-54C);④足下垂(图 8-1-54D)。观察可能存在的萎缩性溃疡,注意腘绳肌肌力、膝下所有三个肌间隔内肌群肌力和踝反射丧失以及广泛的感觉丧失(图 8-1-54)。

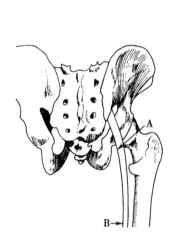

图 8-1-53　坐骨神经损伤的
常见部位

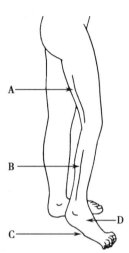

图 8-1-54　坐骨神经损伤
后的检查

(五) 股外侧皮神经损伤

1. 股外侧皮神经的感觉分布　神经穿出腹股沟韧带外侧部下方,支配大腿外侧部分皮肤感觉。神经可能被腹股沟韧带压迫引起大腿外侧疼痛和感觉异常(股痛性麻痹)。注意在继发性椎管狭窄时可出现同样区域的症状(图 8-1-55)。

2. 股外侧皮神经损伤检查　压迫神经可以引起大腿的感觉异常;检查神经支配区皮肤感觉变化情况(图 8-1-56)。

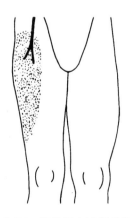

图 8-1-55　股外侧皮神经感觉分布

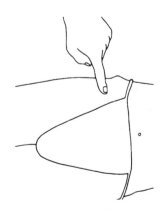

图 8-1-56　股外侧皮神经的触诊

（六）膀胱的神经控制

1. 控制膀胱逼尿肌和内侧括约肌的自律性纤维从脊髓节段 $S_{2,3,4}$ 发出经由马尾进入膀胱。

2. 正常情况下,膀胱的感觉和随意排尿是通过大脑和骶髓之间的传导束控制(图 8-1-57)。

3. 如果脊髓束在 S_2 以上横断(如胸椎骨折),则膀胱随意控制丧失。但仍保留膀胱壁的协调收缩潜力、括约肌的松弛和完全排空,即每 2~4 小时,正常排出 200~400ml 的尿液。反射活动通过皮肤刺激增加压力所引发(自律性反射性膀胱)(图 8-1-58)。

4. 骶髓中央或马尾损伤后膀胱活动的协调反射控制丧失,仅在膀胱充盈膨胀后产生不完全、不规律排尿,并且其有效率随患者的健康状况、尿路感染情况和肌痉挛情况发生变化(自主性或孤立弛缓性膀胱)。总体膀胱的功能存留取决于损伤平面(图 8-1-59)。

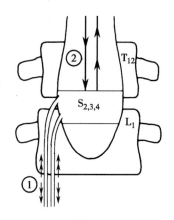

图 8-1-57 膀胱排尿活动的神经传导通路
①骶神经;②骶髓

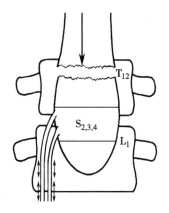

图 8-1-58 自律性膀胱神经传导通路

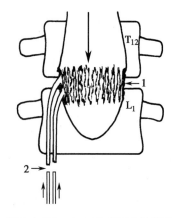

图 8-1-59 自主性或孤立性膀胱的神经传导通路
1. 骶髓损伤;2. 马尾损伤

第二节 脊 髓 损 伤

一、脊髓损伤的分类

1. 完全性脊髓损伤 表现为完全截瘫,损伤平面以下感觉、运动完全丧失,排尿排便功能障碍,肛门会阴区感觉和运动(括约肌)丧失。圆锥部位损伤,则为括约肌失控、骶区感觉和运动丧失。

2. 不完全性脊髓损伤 损伤平面以下感觉或运动功能,或括约肌反射不完全丧失,骶区感觉存在。

3. 脊髓震荡 轻度脊髓损伤,在伤后 24 小时内开始恢复,一般至 6 周内脊髓功能恢复完全。

4. 中央脊髓综合征　不完全性脊髓损伤,多见于颈椎后伸性损伤,其特征是上肢瘫痪重,下肢瘫痪轻,感觉部分丧失,可有括约肌障碍。

5. 脊髓半切综合征　脊髓半侧遭受损伤,伤侧平面以下运动障碍,对侧感觉障碍,括约肌功能多存在。

6. 前脊髓综合征　多见于颈椎爆裂骨折,骨折块移位突入椎管损伤或压迫前部脊髓;也可见于颈椎后伸性损伤。表现为损伤平面以下大部分运动完全丧失,括约肌功能障碍,深感觉和位置觉保存。

7. 后脊髓综合征　可见于椎板骨折压迫脊髓后部,感觉障碍包括深感觉丧失较运动功能障碍明显。

8. 创伤性上升性脊髓缺血性损伤　多见于下胸椎损伤,伤后截瘫平面持续上升,一般上升 3~5 个节段,个别可上升至高位颈髓,致呼吸衰竭而死亡。

9. 圆锥损伤　胸腰段损伤、L_1 爆裂骨折可致圆锥损伤。圆锥损伤分为三型。Ⅰ型:脊髓、圆锥、神经根损伤,为脊髓平面损伤;Ⅱ型:腰骶神经根圆锥损伤;Ⅲ型:单纯圆锥损伤,肛门会阴区感觉障碍,括约肌功能障碍、球海绵体反射和肛门反射消失。

10. 马尾损伤　L_2 以下骨折或骨折脱位,可为单纯马尾损伤,分为完全性和不完全性损伤,双侧平面不一定一致。完全损伤时感觉丧失,运动呈弛缓性瘫痪,腱反射消失;损伤涉及 S_{2-4} 神经者,括约肌功能障碍,球海绵体反射和肛门反射消失。

二、脊髓损伤分级

Frankel 标准,美国脊椎损伤学会:

A. 完全损伤,损伤平面以下深浅感觉及运动完全消失。

B. 不全损伤,损伤平面以下,仅存某些感染功能,运动完全消失。

C. 不全损伤,损伤平面以下保留部分运动,主要肌肉肌力小于 3 级。

D. 不全损伤,损伤平面以下主要肌肉肌力大于 3 级。

E. 正常,感觉和运动功能正常。

三、脊髓损伤的神经学检查

当怀疑脊髓损伤而非周围神经损伤时,一定要检查皮肤感觉、肌肉运动、反射改变等。

(一)感觉检查

检查时,嘱患者闭目,由感觉障碍区向正常区进行检查,若感觉过敏亦可由正常区向感觉障碍区顺序检查,不要遗留空白区。感觉障碍分为:感觉消失、感觉减退、感觉过敏、感觉分离、感觉异常、感觉过度等。

1. 脊髓体表感觉节段分布(表 8-2-1、图 8-2-1)

2. 浅感觉检查　包括痛、触、温度觉的检查,以痛觉检查为主。

(1)痛觉:检查者用针尖轻刺患者皮肤,用力均匀,让其说出具体的感觉,检查时两侧对称部分对比检查。

(2)触觉:用棉签轻触患者的皮肤,询问患者的感觉。

表 8-2-1　体表脊髓阶段分布表

脊髓颈段	脊髓胸段	脊髓腰段	脊髓骶段
C_2—枕部	T_1—前臂尺侧	L_{1-3}—大腿前面	S_1—外踝及足背外侧面
C_3—颈部	T_2—上臂尺侧	L_4—小腿内侧面	S_{2-3}—下肢后面
C_4—肩部及锁骨上部	T_4—乳头平面	L_5—小腿外侧面及足背内侧面	
C_5—上臂外侧	T_7—肋弓下缘		
C_6—前臂桡侧、拇指、示指	T_{10}—脐平面		
C_7—中指	T_{12}—腹股沟		
C_8—环指、小指、示指			

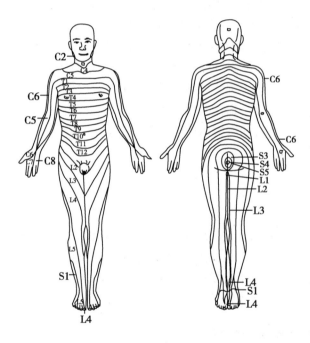

图 8-2-1　脊髓体表感觉节段分布

（3）温度觉：用盛有 5~10℃水和 40~45℃水的两支试管，分别与患者皮肤接触，让患者辨别感觉。

3. 深感觉检查　包括位置觉和震动觉。

（1）位置觉：检查者用拇指和示指轻持患者的手指或足趾，做被动屈伸动作，让患者识别出被运动手指或足趾所处的位置或运动的方向。

（2）震动觉：将震动的音叉放置于患者的骨隆起处的皮肤上，让患者识别震动感及持续时间，两侧对比。

4. 复合感觉检查　包括皮肤定位觉、实体辨别觉、图形觉和两点分辨觉等，通常是为了判断有无大脑皮层损害。

（1）皮肤定位觉：嘱患者闭眼，检查者手指轻触患者某处皮肤，让患者用手指指出被触摸处。

(2) 实体辨别觉:嘱患者闭眼,检查者将一物体放于患者手上,让其触摸后,说出物体的大小、形状、名称等。

(3) 图形觉:嘱患者闭眼,检查者在其皮肤上画图形或写字,让其判断识别。

(4) 两点分辨觉:检查者用两脚规的两个尖端轻刺患者皮肤,检查其分辨两点距离的能力。身体不同部位的两点分辨距离正常值:手指掌面 1.1mm,手掌 6.7mm,手背 31.5mm,面颊 11.2mm,前臂和小腿 40.5mm,上臂和大腿 67.7mm。

(二) 运动检查

1. 肌力检查标准　Lovett 肌力检查法检查测定各肌肌力,列表记录。

2. 肌肉麻痹类型　痉挛性麻痹采用主动和被动方法检查,主动时不随意,被动时有抵抗感觉,弛缓性麻痹以主动方法检查。

3. 关节运动肌群检查

(1) 肩关节:由 C_{4-7} 节段支配,外展动作(三角肌、冈上肌)受限,提示 C_5 节段受累;内收动作(胸大肌)受限,提示 C_{6-7} 节段受累(图 8-2-2)。

(2) 肘关节:由 C_{5-8} 节段支配,屈肘(肱二头肌、肱肌、肱桡肌)肌力减弱、肱二头肌腱反射消失,提示 C_{5-6} 节段受累;伸肘(肱三头肌)肌力减弱,肱三头肌反射消失,提示 C_{7-8} 节段受损(图 8-2-3)。

(3) 前臂旋转:前臂旋前(肱桡肌、旋前圆肌、旋前方肌)和旋后(旋后肌)运动受限,提示 C_6 脊髓节段受损(图 8-2-4)。

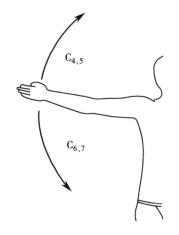

图 8-2-2　肩关节内收、外展运动脊髓节段

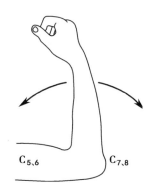

图 8-2-3　肘关节屈伸运动脊髓节段

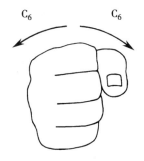

图 8-2-4　前臂旋转运动脊髓节段

(4) 腕关节:腕关节的掌屈和背伸由 C_{6-7} 节段支配,背伸主要由 C_6 支配(桡侧腕长、短伸肌、指伸肌、尺侧腕伸肌),掌屈主要由 C_7 支配(桡侧腕屈肌、掌长肌、尺侧腕伸肌、指浅、深屈肌);如果腕背伸和掌屈运动受限,提示 C_{6-7} 脊髓节段损伤(图 8-2-5)。

(5) 手指屈伸运动:手指的屈伸动作均由 C_{7-8} 节段支配,伸指动作主要由 C_7 支配,屈指动作由 C_8 支配(指浅、深屈肌);如果伸屈指活动受限,提示 C_{7-8} 脊髓节段受损(图 8-2-6)。

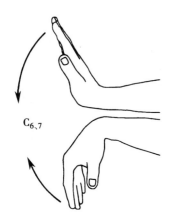

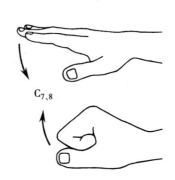

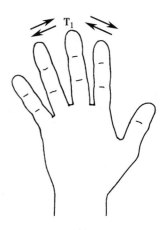

图8-2-5　腕关节屈伸运动脊髓节段

图8-2-6　手指屈伸运动脊髓节段

图8-2-7　手指内收和外展运动脊髓节段

(6) 手指的内收和外展:手指的内收和外展动作是由单一的 T_1 节段支配,由手内在肌执行。如果手指内收、外展受限,提示 T_1 脊髓节段受损(图8-2-7)。

(7) 髋关节:屈曲由 $L_{2,3}$ 节段支配(髂腰肌),伸直由 L_{4-5} 节段支配(臀大肌和腘绳肌); L_{2-3} 节段同时支配内旋, $L_{4,5}$ 节段同时支配外旋。如果屈曲动作受限,提示 L_{2-3} 脊髓节段受累;如果伸直动作受限,提示 $L_{4,5}$ 脊髓节段受累(图8-2-8)。

(8) 膝关节:屈曲由 L_5 和 S_1 节段支配(腘绳肌);伸直和膝腱反射由 L_{3-4} 节段支配(股四头肌)。如果膝关节伸直动作受限,提示 L_{3-4} 节段受累;如果屈曲动作受限,则提示 L_5-S_1 节段受累(图8-2-9)。

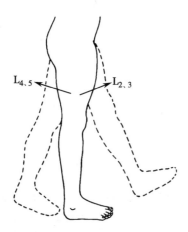

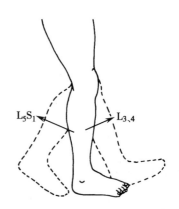

图8-2-8　髋关节屈伸运动脊髓节段定位

图8-2-9　膝关节屈伸运动脊髓节段定位

(9) 踝关节背伸和跖屈:背伸由 L_{4-5} 节段支配(胫前肌和趾长伸肌),跖屈和跟腱反射由 S_{1-2} 节段支配(腓肠肌)。踝关节背伸动作受限,提示 L_{4-5} 脊髓节段受累;踝关节跖屈动作受限,提示 S_{1-2} 脊髓节段受累(图8-2-10)。

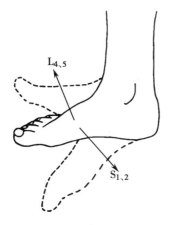

图 8-2-10 踝关节背伸和跖屈
运动脊髓节段定位

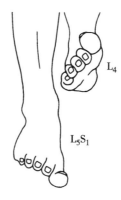

图 8-2-11 踝关节内翻和外翻
运动脊髓节段定位

（10）踝关节内翻和外翻：内翻由 L_4 节段支配（胫前肌）；外翻由 L_5-S_1 节段支配（腓骨肌）。踝关节内翻受限，提示 L_4 脊髓节段受累；踝关节外翻受限，提示 L_5-S_1 脊髓节段受累（图8-2-11）。

（三）括约肌功能检查

带指套插入患者肛门，询问肛门感觉，嘱其收缩肛门，判断括约肌功能。

（四）反射检查

反射分为浅反射、深反射及病理反射三类。

1. 浅反射 是刺激体表感受器引起的，如刺激皮肤或黏膜；记录方法为亢进（+++）、活跃（++）、迟钝（+）、消失（−）（表 8-2-2）。

表 8-2-2 浅反射检查表

反射	检查方法	反应体征	反应肌肉	支配神经	节段定位
上腹壁反射	轻划腹壁上部皮肤	上腹壁收缩	腹横肌	肋间神经	T_{7-8}
中腹壁反射	轻划腹壁中部皮肤	中腹壁收缩	腹斜肌	肋间神经	T_{9-10}
下腹壁反射	轻划腹壁下部皮肤	下腹壁收缩	腹直肌	肋间神经	T_{11-12}
提睾反射	刺激大腿内侧皮肤	睾丸上提	提睾肌	生殖股神经	L_{1-2}
足底反射	轻划足底外侧皮肤	足趾及足向跖面屈曲	屈趾肌等	坐骨神经	S_{1-2}
肛门反射	针刺肛门周围皮肤	肛门收缩	肛门括约肌	坐骨神经	S_{4-5}

2. 深反射 刺激肌腱、关节内的本体感受器所产生的反应；记录方法为消失（−）、减退（+）、正常（++）、增强（+++）、亢进或阵挛（++++）。当反射弧中断或受抑制时，深反射减弱或消失；在上运动神经元损害时，脊髓反射弧的抑制释放，深反射亢进（表 8-2-3）。

表 8-2-3 深反射检查表

反射	检查方法	反应体征	反应肌肉	支配神经	节段定位
肱二头肌腱反射	叩击置于肱二头肌腱上的检查者的拇指	肘关节屈曲	肱二头肌	肌皮神经	C_{5-6}
肱三头肌腱反射	叩击肘后鹰嘴上方的肱三头肌腱	肘关节伸直	肱三头肌	桡神经	C_{6-7}
桡骨膜反射	叩击桡骨茎突	前臂旋前、屈肘	肱桡肌	桡神经	C_{5-8}
膝腱反射	叩击髌腱	膝关节伸直	股四头肌	股神经	L_{2-4}
跟腱反射	叩击跟腱	足向跖面屈曲	腓肠肌	胫神经	S_{1-2}

3. 病理反射仅在中枢神经系统损害时才可引出,主要为锥体束受损后失去了对脑干和脊髓的抑制作用而产生的,但在 2 岁以下的小儿由于锥体束发育不完善,可出现病理反射(表8-2-4)。

表 8-2-4 病理反射检查

名称	检查方法	阳性反应
Hoffmann 征	患者前臂旋前,掌面向下,检查者一手握其腕部上方,另一手中、示指夹住其中指,使其腕部轻度背伸,然后检查者用拇指向掌侧弹拨中指远端指甲	患者拇指及其余各指迅速屈曲
Babinski 征	患者仰卧,上下肢伸直,检查者用钝尖物由前向后轻划足底外侧,并转向踇趾侧	踇趾背伸,其余四趾呈扇形分开
Chaddock	以针轻划足背外侧到跖趾关节处	踇趾背伸
Oppenheim	以拇指和示指沿患者胫骨前缘由上向下进行压挤擦滑过	踇趾背伸
Gordon 征	以手握挤腓肠肌	踇趾背伸
Rossolimo 征	快速叩击患者足跖趾面	踇趾跖屈
踝阵挛	患者仰卧,检查者一手托其腘窝部,略屈膝,另一手握其足部快速用力使其踝关节背伸,持续推力	踝关节快速有节律伸屈运动
髌阵挛	患者仰卧,下肢伸直,检查者用拇指、示指抵住髌骨上端,快速用力向下推动数次,持续推力	髌骨上下有节律的运动

(五) 自主神经功能检查

1. 皮肤、毛发、指甲的营养改变 当脊髓、周围神经损伤时,伴有自主神经损伤其神经支配区皮肤无汗、干燥、粗糙、光泽减退、皮肤变薄甚至出现营养性溃疡及压疮等,毛发过多或脱落,指甲变脆、变形等。

2. 颈交感神经麻痹综合征(Horner 综合征) 当病变累及颈交感神经或 C_8-T_1 脊髓节段时,出现眼睑下垂,瞳孔缩小,眼球内陷,面部无汗等症状。

3. 皮肤划痕试验 ①用钝针在皮肤上轻划,8~20 秒内出现白色划痕,可持续 1~5 分钟,若交感神经兴奋性增强时,则持续时间延长。②用钝针缓慢而用力在皮肤划过,3~5 秒出现红色划痕,可持续 8~30 分钟,若副交感神经兴奋性增强时,则持续时间延长,红色划痕增宽。

4. 膀胱功能检查

（1）骶神经损伤、急性脊髓损伤休克期：无张力性膀胱——尿潴留，需按保留尿管处理。

（2）脊髓损伤休克期后：自主性膀胱——患者无膀胱充盈感觉，排尿时需压迫下腹部，不能完全排空。

（3）骶髓以上脊髓损伤：反射性膀胱——当膀胱充盈时，患者下腹部胀感，出现微头胀、出汗等，不能随意控制排尿，通过刺激大腿内侧、会阴皮肤，可引起反射性排尿。

（六）共济失调检查

1. 指鼻试验　嘱患者外展上肢，闭眼，用自己的示指快速指向并触及鼻尖。不能完成者为阳性。

2. 闭目站立试验（Romberg 征）　嘱患者站立后闭目，阳性者不能站立。多见于脊髓痨、多发性周围神经炎及小脑病变。

3. 跟膝试验　嘱患者足跟放于对侧膝上，然后，沿胫骨前方向足面滑动，不能完成者为阳性。见于小脑及后索病变。

第三节　神经电生理学检查

神经电生理学检查是把神经肌肉兴奋时产生的生物电变化，通过仪器加以放大并记录下来，并通过对其波形、传导速度、振幅等变化进行分析，判断神经肌肉系统的状态。

一、肌电图检查

肌电图学是通过分析肌肉静息、随意收缩的各种电特性，记录神经肌肉的电位活动，判定神经、肌肉的功能状态，常用于下运动神经元疾患、肌病的检查，可用于区分神经源性、失用性及肌源性病变；在神经源性中还可以鉴别出脊髓性、神经根性或周围神经性，并可对治疗效果进行监测及评价预后。

1. 检查方法　采用电极刺入肌肉或用皮肤电极放于体表，记录其插入状态、静息期、肌肉轻微收缩及大力收缩时的动作电位的变化。

2. 临床应用　①脊髓疾病；②周围神经系统疾病；③神经根压迫症；④肌源性疾病；⑤神经肌肉接头疾病；⑥锥体系及锥体外系疾病等。如：脊髓病变时出现神经源性损害改变，萎缩肌肉中出现大量自发电位，运动单位较少，动作电位幅度较大，神经传导速度正常；对瘫痪可做出定性、定位、定量诊断：功能性瘫痪的肌肉用力时，其拮抗肌产生频率、波幅明显不规则的运动单位电位；失用性肌萎缩的肌电图基本正常，只在大力收缩时电位波幅减低；可鉴别肌无力症的性质和严重程度；在神经外伤时，临床恢复前数周可出现新生运动单位电位，此时注意应推迟手术；当甲状旁腺功能低下，手足搐搦时，可出现二联、三联或多联运动单位电位。

二、神经电图

（一）运动神经传导速度（motor nerve conduction velocity, MNCV）

测定神经受刺激时所得到的肌肉动作电位。

1. 测定方法　刺激器正、负极相隔 2~3cm；负极放置在运动神经的远端，负极下负电荷使神经去极化,神经近端的正极,使神经超极化;电极 G1 放于肌腹运动点处,电极 G2 放置在肌腱处;先确定产生最明显肌肉动作的位置,在负极以低强度刺激,再加大强度至超强刺激,记录最大肌肉动作电位。在被检查的神经上测定两点,然后将两刺激点之间的距离除以远近两点潜伏期的差值,即可计算出神经传导速度,以米 / 秒(m/s)表示,即运动神经传导速度为单位时间内动作电位沿神经干传导的距离。

2. 临床应用   MNCV 对于判断神经损害的部位、程度以及再生恢复,具有重要的参考价值。但应注意:神经完全断裂伤时,损伤 1 周以后才可能测定出阳性结果。

(1)常用于检查正中神经、桡神经、尺神经、胫神经、腓总神经、腓肠神经;也用于股外侧皮神经、肌皮神经、腋神经等的检查。

(2)神经失用和神经完全断裂的区别:伤后第 4~7 天两者远端的传导均正常;第二周时,神经失用所测得的肌肉动作电位波幅不断提高,而神经完全断裂者无神经兴奋传导。

(3)注意不同神经、节段可能出现差异。

(4)在潜伏期及两点距离要精确,否则可出现误差。

(5)年龄的影响:一般在 60 岁时传导速度下降 10%,年龄超过 40 岁以后波幅逐渐减小。

(二)感觉神经传导速度(sensory nerve conduction velocity,SNCV)

测定神经干或神经末梢受刺激时所得到的神经诱发电位。感觉动作电位微小,若患者惯用左手,则其左手的感觉动作电位的波幅较右手的感觉动作电位的波幅大,惯用右手时则正好相反。

1. 顺行法   刺激手指或足趾的末梢神经,在神经干的近端顺行性地收集诱发电位,神经冲动按正常方向传导。临床多用。

2. 逆行法   刺激神经干,在手指或足趾处逆行性的收集诱发电位,冲动呈逆行传导。

3. 临床应用   感觉神经传导检查可用于神经根、神经丛及周围神经损害的鉴别。

三、诱发电位

诱发电位是应用电子计算机技术,检测脑及脊髓功能状态的有效检测方法,为非创伤性的不同刺激,通过感官及神经传导通路,在脑及脊髓的相应部位记录到的电位反应。诱发电位具有方向性、序贯性、对称性、重复性、易变性和不受意识影响的特性。诱发电位分为:感觉诱发电位和运动诱发电位。

(一)躯体感觉诱发电位(somatosensory evoked potential,SEP)

躯体感觉诱发电位是评价从感觉神经末端到大脑皮层神经传导路径上行功能,分析神经所处的功能状态。

检查方法如下。

1. 刺激正中神经   将刺激电极置于腕部,记录电极置于颈部皮下或棘间韧带内、对侧体感皮质区的头皮处或皮下、Erb 点,参考电极置于对侧的手或膝部或额部 F2 等处。

2. 刺激胫神经   刺激电极置于内踝胫神经处,记录电极置于对侧大脑皮层感觉中枢区的头皮处、下胸椎及腰椎的棘突间或棘突上,参考电极置于额部 F2,或髂嵴或膝部等处。

躯体感觉诱发电位波形波峰向上者为 N(负极),向下者为 P(正极)。对波形的命名采用波形的各个组成成分的极性和各成分出现的先后顺序命名,如 P1 表示第一个出现的正极波。

（二）运动诱发电位（motor evoked potentials，MEP）

脉冲磁场刺激运动神经元及神经纤维，引起相应的肌肉收缩并记录相应的动作电位为运动诱发电位。

1. 检查方法

（1）经颅刺激线圈的中央置于头顶处或者偏向运动区，脊柱区的线圈置于颈、腰部运动神经纤维出椎间孔处。上肢的记录电极置于小指展肌或拇短展肌处，下肢的记录电极置于外展趾短肌和胫前肌处。

（2）观察指标：刺激潜伏期、波幅及波形变化。

2. 临床应用

（1）诊断中枢运动通路病损，如脊髓病变、多发性硬化，运动神经元病变等。

（2）近端深部周围神经的病损。

（3）观察治疗效果。

（4）磁刺激无痛、无创，患者容易接受；但体内有金属植入、装有起搏器的患者禁做此检查。

（康鹏德　廉永云　石小军）

第九章

骨科影像学检查

第一节 X 线 检 查

一、显像原理

X线通过患者不同组织衰减信号形成伦琴影像,信号衰减与组织密度相关,在金属中衰减最多,其次依次为皮质骨、小梁骨、水和软组织、脂肪和空气。X线片上高衰减物质如金属材料、皮质骨呈白色,水和软组织呈可变的灰影,而脂肪呈现较深的灰影,空气呈黑色影像。

二、X 线检查的分类

1. X线透视或X线片 X线透视常用于骨折固定或术中检查,评价关节不正常的运动以及复杂的骨结构等。X线片是直接将X线光子穿过组织投影在胶片上,现已基本不用。

2. 数字X线成像 X线图像被转换成二维空间数字化排列,能够在计算机中传输、显示并以数字化方式储存。这种系统较普通X线成像优点在于:

（1）为获得骨与软组织最佳显像,图像对比度和密度可以自如调整。

（2）图像储存与重新获取更加容易,适于大量图像保存。

（3）DR图像可以远距离电子传输、交流讨论。

三、X 线检查位置选择

选择正确的X线检查投照体位,对获得正确的诊断和防止误诊、漏诊和避免重复拍摄,减少经济损失和患者痛苦具有重要作用。临床医生申请X线检查时应包括检查部位、投照体位。常用的摄照体位如下:

1. 正位 根据X线球管投照的位置不同又分为前后位和后前位,X线球管在拍摄部位前方投照,是前后位,反之则为后前位。一般选择前后位。

2. 侧位 X线球管在患者的一侧,影像板在另一侧,投照后获得侧位像。正位和侧位像相结合对绝大多数情况可获得被检查部位的完整信息。

3. 斜位 如侧位像上影像结构重叠太多时需摄照斜位片,如脊柱检查时为显示椎间孔和椎板结构需申请斜位片,髋臼检查时需摄照闭孔斜位和髂骨斜位,骶髂关节解剖上是偏斜的,也需斜位片才能分清骶髂关节间隙。

4. 特殊体位

(1) 轴位:有些部位因为解剖结构的特殊,正、侧位像不能显示全部结构,需摄照轴位像,如跟骨、髌骨、腕关节、肩胛骨的喙突等部位。

(2) 开口位:寰枢椎在正位像上正好被门齿和下颌骨重叠,开口位可避免结构重叠,清楚地看到齿状突骨折、寰枢椎脱位等情况。

(3) 动力位检查:脊柱正位、侧位结合前屈、后伸两动力位像可反映脊柱创伤后的隐匿性损伤、脊柱不稳和椎间盘的退变等情况。

5. 双侧对比检查 四肢部位的病变,有时要摄照健侧 X 线像进行对比分析,才能获得正确诊断。

6. 断层摄影利用 X 线焦距的不同,使病变分层显示影像,减少组织重叠带来的伪影。由于 CT 技术的出现,目前该方法已较少使用,主要用于评估金属内植物固定后骨折的愈合情况。

上述 DR 或 CR 图像可随时用 X 线胶片打印。

四、X 线片的阅读原则

X 线片对骨科医生诊断和治疗非常重要,必须熟练,掌握阅片技能,阅读时应遵循以下原则:

1. 评估 X 线片质量 X 线片质量的好坏,严重影响疾病的诊断。质量不好的 X 线片结构显示模糊,容易导致误诊和漏诊。质量好的 X 线片对比清楚,骨小梁和软组织纹清楚,无手印等污染。

2. 骨结构 骨膜结构在 X 线片上不显影。如骨皮质旁出现骨膜阴影,提示有骨膜反应骨生成,如恶性肿瘤、雅司病等。正常骨皮质呈透亮白色,骨干中部厚两端较薄,表面光滑连续,肌肉韧带附着部位可有局限性隆起或凹陷,应与骨膜反应相鉴别。骨松质在 X 线片上骨小梁按应力排列,如骨小梁排列紊乱提示炎性反应或新生物,骨小梁稀疏、皮质骨变薄提示骨质疏松。

3. 骨与关节周围软组织 关节软骨在 X 线片不显影,故可看到关节间隙,关节间隙过宽可能有积液,关节间隙变窄表示关节软骨有退变或破坏。骨关节周围软组织显影不明显,若 X 线片质量好,可以看到关节周围脂肪阴影,通过软组织显影情况可判断关节囊是否肿胀、腘窝淋巴结是否肿大等,对诊断关节内疾患有帮助。

4. 儿童骨骺 长管状骨两端为骨骺,幼儿未骨化时为软骨,X 线不显影;在骨化核和干骺端有透明的骺板,不要错误地认为是骨折。幼儿发生软骨病或维生素 A 中毒时,骺板会出现增宽或杯状等异常形态。

五、X 线片的临床应用

(一) 骨折

X 线片检查是评估骨折的主要方法之一,可以快速、准确地判断骨折部位、类型,系列化

X线片检查还可以监测骨折愈合情况和并发症的发生。

（二）骨感染

急性骨髓炎表现为骨质破坏、骨膜反应和软组织肿胀，软组织肿胀往往是疾病进展早期表现。亚急性和慢性骨髓炎显示骨的修复反应，表现为受累骨增大和局部硬化、脓肿、窦道和死骨（图9-1-1）。关节感染早期仅显示非特异性关节渗液，晚期可发现由于软骨缺失和软骨下骨破坏造成的关节间隙狭窄。脊柱感染常表现为椎间隙狭窄、终板破坏和椎旁脓肿形成。

（三）骨肿瘤

X线片检查是诊断骨肿瘤最有特征性的手段。良性骨肿瘤表现为骨的局部形态学改变和周围硬化骨形成。恶性骨肿瘤表现为骨质破坏、骨膜反应和软组织肿胀，如骨肉瘤为骨质破坏、日光放射现象、骨膜反应等特征性表现（图9-1-2）。

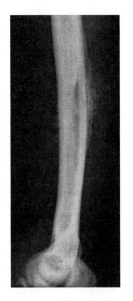 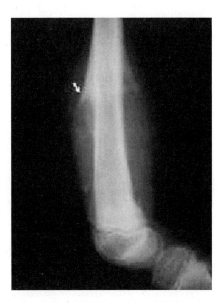

图9-1-1 股骨干慢性骨髓炎   图9-1-2 股骨远端涉及骨干和干骺端的骨肉瘤

（四）代谢和内分泌异常

骨软化、骨质疏松或骨量减少，X线片表现为透光区增加。典型骨软化不完全骨折多发生于耻骨支、股骨和尺骨近端，且多为双侧对称性分布。骨质疏松患者常见多阶段椎体不同程度压缩性骨折。但是由于骨量减少30%~50%时，X线片才能显示骨量变化，因此X线不是检测骨质疏松的最佳方法。

（五）骨关节炎

1. 骨关节炎 常见于负重关节，如膝关节，典型X线表现为局部关节间隙狭窄、骨赘形成、软骨下囊腔形成以及软骨下硬化改变（图9-1-3）。

2. 类风湿关节炎 多累及多个关节，典型X线表现为对称性分布，关节边缘破坏、间隙消失、关节半脱位（图9-1-4、图9-1-5）。

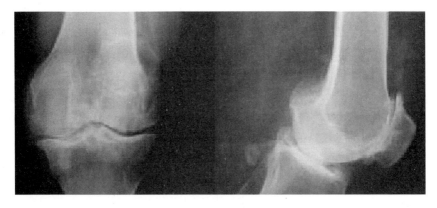

图 9-1-3　膝关节骨关节炎,局部关节间隙狭窄、骨赘形成、软骨下囊性变

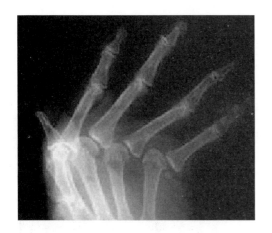

图 9-1-4　手部类风湿关节炎,掌指关节半脱位伴尺偏畸形

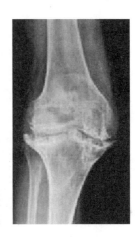

图 9-1-5　膝关节风湿性关节炎,关节边缘破坏、间隙消失

六、X 线造影

将造影剂或空气或两者联合应用注入身体某一部位,采用 X 线摄片方法显示普通 X 线片难以观察的关节、软骨、韧带、脊髓、椎间盘等异常结构。

关节造影是为了进一步观察关节囊、关节软骨和关节内软组织的损伤状况和病理变化,将对比造影剂注入关节腔并摄片的一种检查,常用于肩关节、腕关节、髋关节和膝关节等。

(一) 肩关节造影适应证和禁忌证

1. 肩关节疼痛和功能障碍者,可能系肩关节周围炎、腱鞘炎、肌腱脱位或半脱位,可以施行关节造影。

2. 肩袖或关节囊损伤,亦适合做关节造影检查。

3. 关节有炎症,新鲜关节内骨折及穿刺部位皮肤有炎症和碘过敏者不宜做造影。

(二) 腕关节造影适应证和禁忌证

1. 腕部外伤后,未能查出明确损伤部位,经长时间非手术治疗,仍有软组织肿胀,肌力减退并有旋转受限;有放射疼痛和压痛者,可做关节造影(图 9-1-6~ 图 9-1-8)。

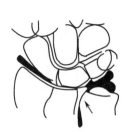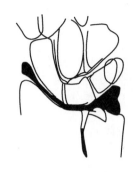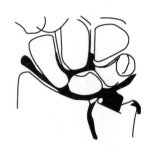

图 9-1-6 三角软骨破裂"断尖"   图 9-1-7 三角软骨裂隙   图 9-1-8 三角软骨部分缺损

2. 腕部不明原因的慢性疼痛,DRX 线片不能做出诊断,可做关节造影。

（三）髋关节造影适应证和禁忌证

髋关节造影主要适用于先天性髋脱位。某些轻度的髋关节脱位,造影常可提示病理变化和关节囊变化和髋臼与股骨头软骨状况等。

关节感染性疾患、关节内新鲜骨折和出血者不能做造影。

（四）膝关节造影适应证和禁忌证

膝关节损伤和疾患比较多见,临床诊断常遇到困难,采用膝关节造影可以提高其诊断准确率。临床检查未能明确的关节内病损,如半月板和交叉韧带;已经确定膝关节内病损,其性质或确切部位不够明确者,关节造影可进一步研究。

关节感染性疾患、关节内新鲜骨折和出血者不能做造影。

（五）脊髓造影适应证和禁忌证

1. 其他检查手段不能明确的脊髓内或脊髓外的病变,经脑脊液动力学检查证明蛛网膜下腔有梗阻,但病变部位和范围又不十分明确,应选择造影明确诊断（图 9-1-9）。

2. 临床检查病变性质不明确、脊髓内、外或椎管结构的病变,造影有助于确诊。

3. 多节段的神经损害。

4. 椎板切除术后患者的症状复发为明确原因,可选择造影术。

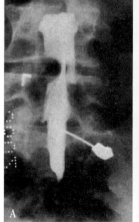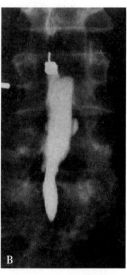

图 9-1-9 正侧位 X 线造影显示 L_{4-5} 椎间盘突出

第二节 CT 检查

自 1972 年 Hounsquield 设计成功计算机横断层扫描装置（computer tomography,CT）以来,这一诊断技术发展异常迅速,由于其对组织密度改变的高度敏感性,已经成为骨科疾病的检查与诊断的重要方法之一。

一、CT 原理

CT 是利用 X 线穿透人体的衰减特性作为诊断疾病的参数,人体不同部位组织结构,正常与异常组织结构 X 线衰减系数不同,利用监测器将不同衰减系数的信号进行数模转换成为数字化信号储存于计算机,计算机再将数字化信号处理转化为模拟信号重现组织结构。CT 可以分为传统 CT 和螺旋 CT,传统 CT 扫描是间隔式扫描,扫描时床保持不动,扫描一次结束时床向前移动。螺旋 CT 是扫描过程中扫描床的推进与扫描器的同步进行,是连续的过程。螺旋 CT 同传统 CT 相比优势在于:

1. 扫描速度快、时间短,一般在 10~20 秒内完成。

2. 可以在任何扫描部位进行高质量的多平面图像重组(multi-planar reformatting,MPR)和三维立体图像重建(three dimensional reconstruction,3D),减少了部分容积效应影响。目前螺旋 CT 已经被广泛用于骨创伤的诊断治疗。

二、螺旋 CT 图像质量因素

影像螺旋 CT 图像质量因素:①扫描层厚;②扫描层间重叠;③螺距的大小;④患者的体位。一般认为扫描层厚越薄,层间重叠越大或螺距越小,重建图像效果越好。

三、CT 的临床应用

（一）脊柱疾病

1. 椎间盘突出　约有 90% 以上腰椎间盘突出发生在 L_{4-5}、L_5-S_1,CT 可表现为:①椎间盘边缘局部突起,密度较硬膜囊为高;②脱出椎间盘超过椎体边缘,由正中或侧方突入椎管内;③椎管前外侧的硬膜外脂肪被推移;④神经根受压移位;⑤硬膜囊受压(图 9-2-1)。

2. 椎管狭窄、侧隐窝狭窄　如颈椎椎管前后径 <10mm,可诊断为颈椎管狭窄。黄韧带肥厚是椎管狭窄的重要因素,正常腰椎黄韧带厚度在 5mm 以下。侧隐窝的前后径在 2~3mm 可疑侧隐窝狭窄,小关节突肥大增生是侧隐窝狭窄的原因(图 9-2-2)。

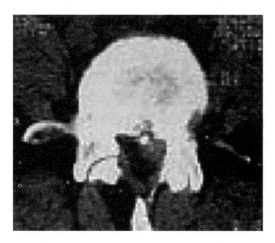

图 9-2-1　L_{4-5} 椎间盘术后复发,硬膜囊受压,左侧神经根受压

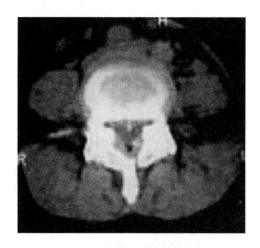

图 9-2-2　腰椎管狭窄伴黄韧带肥厚

（二）骨折

CT 以其高分辨率、无重叠和图像后处理的优点，弥补了传统 X 线不足，能够清楚显示骨折移位情况，对复杂部位骨折更有意义。主要用于评价脊柱、骨盆、髋、骶髂关节、跖跗关节、腕关节、踝关节等部位骨折。螺旋 CT 可以在尽可能短的时间内对急诊患者进行扫描，图像提供了较普通平片更为详尽的解剖信息，冠状位和矢状位图像有助于了解骨折移位和关节面平整的情况，结合 3D 图像重建技术螺旋 CT 成为术前评价复杂关节部位骨折的最佳手段，如胫骨平台骨折、踝关节骨折、距骨骨折、跟骨骨折等（图 9-2-3）。

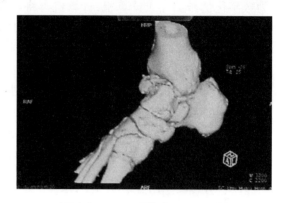

图 9-2-3　3D 图像显示距骨骨折

（三）骨肿瘤和骨感染

在评价骨髓炎和软组织感染方面 CT 不如 MRI 准确，但 CT 在评价皮质骨的微小破坏和死骨方面优于 MRI。在骨肿瘤早期诊断方面如骨肿瘤的骨膜反应和基质矿化等方面 CT 不如 X 线片显示直接。

（四）关节造影 CT 增强扫描

向关节腔内注射造影剂和空气后再进行 CT 扫描，可以对关节软骨、肩关节盂唇、半月板、关节内游离体、髌骨软化和滑膜皱襞等有较高诊断价值，但其最主要缺点是侵入性操作。

第三节　MRI 检查

自从 1973 年 Lauterbur 发明磁共振成像技术（magnetic resonance imaging，MRI）以来，MRI 由于具有良好的软组织对比、多方位成像、多参数扫描等优点，一经用于临床就得到迅速发展，目前已经被广泛应用于骨骼系统、软组织和脊柱的检查。

一、MRI 成像基本原理

氢质子自旋是 MRI 成像基础，带有正电荷做自旋运动并产生自旋磁场，氢质子在体内分布最多、最不稳定，分布排列无序。当人体在外来强大磁场作用下，外部磁场作用下使组织内氢质子重新排列，质子吸收一定能量，产生平行于外部磁场的纵向磁矩，并快速旋转，称为进动。当采用与质子进动频率相一致的射频脉冲（90°）时，质子发生共振，纵向磁矩消失，产生横向磁矩。当射频脉冲突然停止时，质子恢复到原来位置并释放吸收的能量产生无线电信号。质子磁矩恢复到原来方向的过程称为弛豫，纵向磁矩由零恢复到原来数值的 63% 所需要时间为纵向弛豫时间，称 T_1 弛豫时间；横向磁矩由最大减少到原来数值 37% 所需要时间为横向弛豫时间，称 T_2 弛豫时间。不同组织器官的弛豫时间不同，这种差异产生不同强度的电信号，用一个接收线圈收集产生的电信号，输入计算机，由计算机按照信号的强弱变为不同灰阶的图像，即 MRI 图像。临床检查常用 T_1 加权像（T_1WI）、T_2 加权像（T_2WI）、质子密度加权像（PDWI）。

二、临床应用

(一) 膝关节病变

MRI 较关节镜相比具有非侵入性、无痛、不需要麻醉等优点,可以同时评价关节内外结构。MRI 常规用于判断。

1. 半月板退变和撕裂 MRI 表现均为高信号(图 9-3-1)。

2. 交叉韧带损伤 前交叉韧带损伤较常见,完全性前交叉韧带撕裂 MRI 诊断标准包括矢状位不连续性低信号区、前交叉韧带前方纤维的不规则波浪样轮廓或 T_2 加权像前交叉韧带中高信号区(图 9-3-2)。T_1 加权

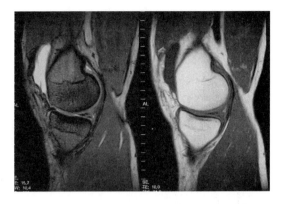

图 9-3-1 半月板内高信号达到关节面形成撕裂

像或 T_2 加权像中信号增强都是后交叉韧带损伤表现(图 9-3-3)。

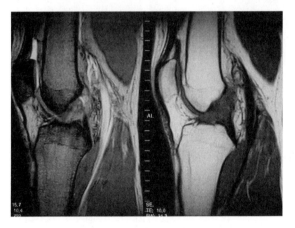

图 9-3-2 急性 ACL 撕裂与股骨髁间窝血肿和出血难以辨认,是 ACL 最常见损伤表现

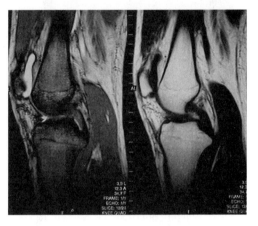

图 9-3-3 后交叉韧带损伤

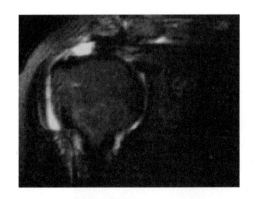

图 9-3-4 肩袖全层破裂,T_2 加权像从肩袖口软骨表面扩展至肩峰下或三角肌下滑囊

3. 隐匿性骨损伤 骨挫伤在 T_1 加权像表现为低信号,T_2 加权像中由于伴有出血、水肿或小梁骨微骨折表现为高信号。

4. 高分辨率 MRI 也可以用来精确评估关节软骨,尤其是髌股关节退变情况。

(二) 肩关节病变

肩袖破裂的部位和大小较 CT 和关节镜检查更为准确,肩袖损伤包括:①肩袖退变:T_1 和质子密度加权像信号异常;②肩袖部分撕裂:T_1、T_2 加权像信号均异常;③肩袖完全破裂:肩峰下滑囊与肩关节相通,滑液穿过肩袖,T_2 加权像信号增强(图 9-3-4)。

（三）脊柱病变

1. 椎间盘退变性疾病　MRI 可以清楚显示髓核、纤维环和终板结构。正常椎间盘 T_1 加权像为低信号，T_2 加权像为高信号，早期椎间盘退变矢状位 T_2 加权像信号强度减低。大多数椎间盘突出在 T_1、T_2 加权像为低信号（图 9-3-5）。

2. 脊椎感染　MRI 是检测脊椎感染极其敏感的方法。MRI 特征性的表现为矢状位 T_1 加权像邻近椎体低信号改变，椎间隙狭窄，骨皮质破坏。T_2 加权像狭窄的椎间隙信号改变，相邻椎体骨髓、韧带下或硬膜外不正常的高信号改变，以及骨质破坏。

3. 脊柱创伤　MRI 是 CT 评价脊柱骨折类型的补充手段，主要用来评价急性脊髓损伤和预后情况。脊髓水肿 T_1 加权像为低信号，T_2 加权像为高信号。急性脊髓出血 T_2 加权像信号强度下降，T_1 加权像信号为低强度改变（图 9-3-6）。脊柱创伤患者典型症状为出血平面以下脊髓神经功能丧失，恢复可能性不大。

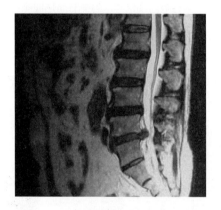
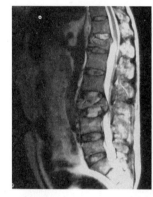
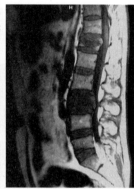

图 9-3-5　T_1 加权像显示 L_5-S_1 椎间盘突出　　图 9-3-6　T_1、T_2 加权像显示 L_3、T_{12} 爆裂骨折，脊髓受压

（四）股骨头缺血性坏死

MRI 是诊断早期股骨头缺血性坏死的最佳选择，其敏感性、特异性明显高于 X 线片、CT 和核素扫描。早期股骨头缺血性坏死 MRI 表现为 T_1、T_2 加权系列像股骨头边缘环状低信号改变，同时定量测量缺血性坏死的股骨头负重区骨皮质改变可以预测预后情况（图 9-3-7）。

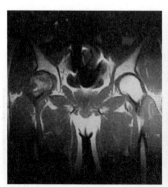
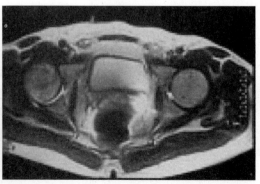

图 9-3-7　冠状位和矢状位 T_1 加权像右侧股骨头缺血性坏死

（五）骨肿瘤

MRI 能发现早期肿瘤形成的长 T_1 信号，并能判定其髓内和髓外范围，以及侵犯周围软组织情况，明显优于 CT 和骨扫描结果（图 9-3-8）。但对肿瘤的组织学类型判定有一定限制，有报道 MRI 造影增强扫描有助于判定良恶性肿瘤。

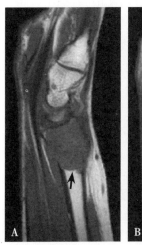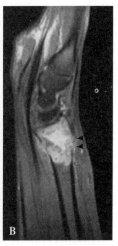

图 9-3-8　桡骨远端骨巨细胞瘤，T_1 加权像肿瘤组织低信号，T_2 加权像脂肪抑制序列肿瘤组织高信号改变

第四节　特殊影像学检查

一、超声学检查

在过去的几年中，超声影像学已经成为骨骼影像检查的有利工具，超声影像的优点在于价格相对便宜，操作简便，是一种非侵袭性检查方法，依赖于放大的声波和身体表面的相互作用。现在大多数超声可以进行动态实时成像，仅仅移动探头就可以获得包括矢状面和冠状面的不同层面影像，7.5MHz 和 10MHz 高频探头可以获得良好的骨骼成像。

临床应用：

1. 肩袖和肌腱，如跟腱损伤的评估。

2. 软组织肿瘤如血管瘤的检查。

3. **髋关节检查**　超声是用来评估婴儿髋关节发育情况的最有效的手段，可以观察髋关节运动和应力的变化。三维超声现在已经用来评估髋臼发育不良，成为这一领域的最新进展，三维超声不仅可以清楚地显示股骨头和髋臼相互关系，而且还可以进行图像重建，有助于临床解剖的测量。

4. **周围血管的检查**　如静脉血栓和动脉狭窄的检查（图 9-4-1）。

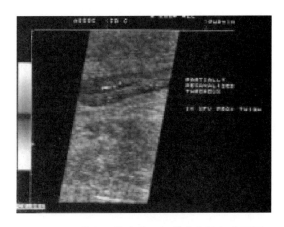

图 9-4-1　纵向股静脉中段深静脉血栓部分再通

二、核素扫描

核素扫描是检测注入血管系统中具有放射性活性药物介质在体内的分布,同其他影像学技术相比核素扫描最大的优点在于能够迅速地进行全身骨骼成像,显示病变分布范围,有助于评价疾病的病理发展过程。骨扫描检测显示为放射性药物吸收浓聚增加,如骨折、骨髓炎等;或者表现为核素吸收减低,如早期骨坏死。核素扫描是一种非常敏感的成像方法,但特异性差,不能区分导致核素浓聚的各种原因,常用核素包括锝^{99m}、铟^{111}和镓^{67}等。

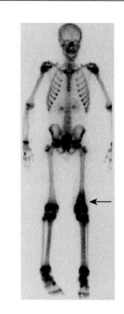

图 9-4-2　全身骨扫描显示左侧股骨远端骨肉瘤,局部异常核素浓集(箭头所指)

核素扫描适应证:

1. 骨折　骨扫描可以诊断早期应力性骨折,这些骨折在传统 X 线片上不能显示。

2. 原发性或转移性肿瘤　骨扫描可以显示原发性恶性骨肿瘤范围,有助于骨肿瘤和肿瘤样病损的定位,如骨样骨瘤。但特异性差,准确性不如 CT 或 MRI,不能区分良恶性肿瘤(图 9-4-2)。

3. 关节炎　骨扫描可以显示关节病损的范围、分布,不仅仅是大关节和小关节,而且可以显示标准 X 线不能显示的关节,如胸骨柄和颞下颌关节等。

4. 感染　锝^{99m}和铟^{111}扫描检测早期骨髓炎高度敏感,慢性骨髓炎镓^{67}扫描较锝^{99m}扫描更准确。

(杨 静　冯 卫　胡钦胜)

第二篇

各论

第十章

肩 部

肩关节是连接躯干与上肢的重要结构,通过观察上肢活动情况可以初步反映肩关节功能状况。检查时嘱患者脱去外衣,在运动过程中观察活动完成的难易程度及活动是否协调。

第一节 视 诊

肩部视诊要双侧对比进行。观察患者肩部是否存在皮肤颜色异常、开放窦道或引流,是否存在切口瘢痕;骨外形及肌肉肢体周径是否异常,对称性如何等。肩关节视诊应按照前方→侧方→后方→上方顺序进行。

1. 肩部前方视诊 观察是否有以下表现:①胸锁关节凸起(图 10-1-1A);②锁骨的畸形,是否光滑(图 10-1-1B);③肩锁关节的凸起(图 10-1-1C);④三角肌萎缩(腋神经瘫痪)(图10-1-1D)。

2. 方肩畸形 肩关节脱位或腋神经损伤致三角肌萎缩时,肩关节失去正常的圆隆形态,肩峰突出,称为方肩畸形(图 10-1-2)。

3. 肩部侧方视诊 观察关节是否肿胀,关节肿胀则可能存在感染或炎症反应,如冈上肌腱炎、化脓性感染或创伤(图 10-1-3)。

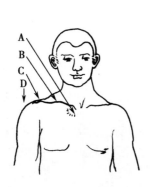

图 10-1-1 肩部前方视诊

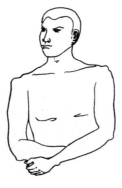

图 10-1-2 方肩畸形

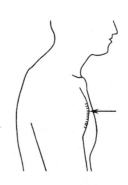

图 10-1-3 肩部侧方视诊

4. 肩部后方视诊 观察肩胛骨的形态、位置和大小;注意是否存在 Sprengel 畸形和 Klippel—Feil 综合征;是否有翼状肩畸形等(图 10-1-4)。

5. 肩部上方视诊 观察肩关节是否肿胀,锁骨是否存在畸形和锁骨上窝是否对称(图 10-1-5)。

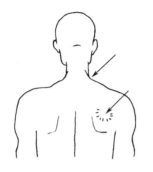 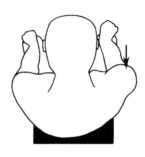

图 10-1-4 肩部后方视诊　　　图 10-1-5 肩部上方视诊

第二节 触 诊

肩关节触诊时患者应处于放松体位,站立或坐位姿势的选择应满足肩关节检查时骨性标志更容易定位。检查时手法要轻,应注意局部皮温的高低。肩部触诊分为骨性结构的触诊和软组织触诊。检查时应按照前方、后方、内侧、外侧的顺序系统地进行检查。

一、前方触诊

（一）肩部骨结构的触诊

1. 胸锁关节 触摸此关节时嘱患者配合作耸肩动作使锁骨向上运动,手指在胸骨与锁骨之间感觉关节间隙,两侧同时检查以便进行位置和高度的比较。锁骨向上外侧移位提示可能存在胸锁关节脱位(图 10-2-1)。

2. 锁骨 自胸锁关节向外沿锁骨上前表面向外移动,体会骨表面是否连续平滑,如出现突起、活动感、骨擦感或锁骨干的疼痛均可能是骨折。压痛也可存在于胸锁关节脱位和感染(结核性多见)、肿瘤。发现局部压痛应做放射学检查(图 10-2-2)。

3. 肩锁关节 沿锁骨表面直至锁骨最外侧,将触摸到肩锁关节间隙。嘱患者伸展肩关节以便感觉肩锁关节的活动。如肩锁关节出现疼痛、压痛,有弹响感则可能是骨关节炎。活动时疼痛伴有关节肿胀则可能是肩锁关节半脱位(图 10-2-3)。

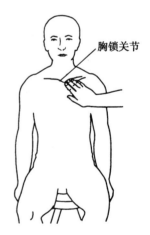

图 10-2-1 胸锁关节的触诊

4. 肩峰 位于肩锁关节的外侧,外展上肢并向下触压肩峰(图 10-2-4)。在这一过程中发生剧烈疼痛则表明肩袖撕裂或炎性损伤,亦可能是三角肌下滑囊的炎性损伤。

5. 肱骨大结节 手指沿肩峰的外侧向下即可触及,触压时感到疼痛提示可能存在感染或钙化性冈上肌腱炎(图 10-2-5)。

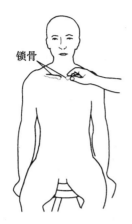

图 10-2-2　锁骨的触诊

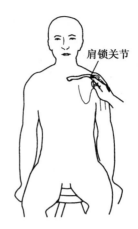

图 10-2-3　肩锁关节的触诊

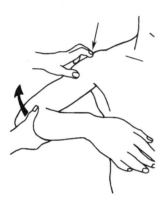

图 10-2-4　肩峰的触诊

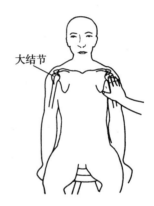

图 10-2-5　肱骨大结节的触诊

（二）肩部软组织结构的触诊

1. 斜方肌　患者坐位,检查者站其身后。从枕外隆突向锁骨外侧 1/3 触摸斜方肌上部。该肌触及时呈索带状结构,在受外伤或牵拉后多有压痛并紧张(图 10-2-6)。

2. 三角肌　该肌体积大,形成整个肩的外形。近端附着于锁骨外侧、肩峰和肩胛冈,远端纤维束终止于肱骨的三角肌粗隆。肱骨骨折或肩关节脱位引起的臂丛上干或腋神经的损伤,可以造成三角肌的萎缩。检查者位于患者前面,手自锁骨上向下向外移动,可感觉到完整的三角肌。该肌中部纤维下面是三角肌滑囊,如有触压痛则考虑滑囊炎的存在(图 10-2-7)。

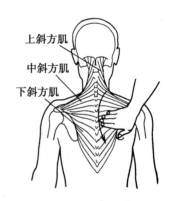

图 10-2-6　斜方肌的触诊

3. 肱二头肌　患者坐于检查者面前,触诊肱二头肌,如出现压痛可能是腱鞘炎。在喙突可触及肱二头肌的短头。屈肘时触摸肌腹和肌腱的连续性,如在肱骨远端前面出现大的肌肉包块而近端出现凹陷,提示肱二头肌腱长头可能断裂(图 10-2-8)。

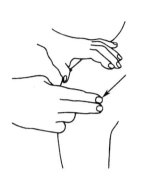

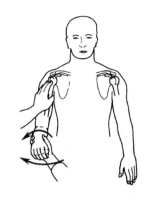

图 10-2-7　三角肌触诊　　　　　图 10-2-8　肱二头肌的触诊

二、后方触诊

(一) 肩部骨结构的触诊

1. 肩胛冈　自肩峰后部沿肩胛冈由外向内逐渐变细,平 T_3 椎体棘突水平。分开的冈上窝和冈下窝,为冈上肌和冈下肌的附着处(图 10-2-9)。

2. 肩胛骨内侧缘　在肩胛冈的内上可触及肩胛上角,位于 T_2 椎体水平。为肩胛提肌的附着部,此处的疼痛多来自颈椎。如发现肩胛骨内侧缘呈翼状翘起离开胸壁,则提示胸长神经损伤的可能性(图 10-2-10)。

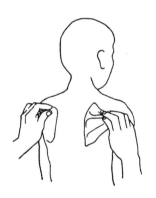

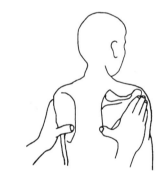

图 10-2-9　肩胛冈的触诊　　　　图 10-2-10　肩胛骨内缘的触诊

3. 肩胛骨外侧缘　外侧缘不易触及,因其有前面的肩胛下肌和后面的大圆肌及小圆肌附着。肱三头肌的长头在位于外侧缘上部的盂下结节处可触及(图 10-2-11)。

(二) 肩部软组织结构的触诊

大小菱形肌:检查者站在坐位患者的后面,嘱其手扶腰部并内收肩胛骨,在肩胛骨内侧缘可以确定该肌肉(图 10-2-12)。

三、内侧部触诊

1. 腋部的触诊　检查者手置于腋窝的前侧,以拇指、示指和中指抓住胸大肌,移至腋的内侧,并沿着肋和前锯肌触诊。再将手指移到腋窝的顶部,将皮肤轻轻下推,在肋骨上触扪淋巴结,正常成年人是触及不到淋巴结的。向外在肱二头肌和肱三头肌间压向肱骨的近端

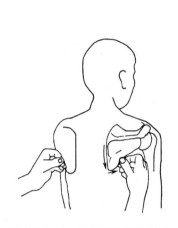

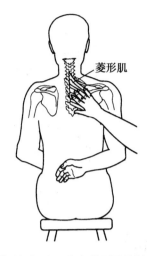

菱形肌

图 10-2-11   肩胛骨下缘的触诊   图 10-2-12   大小菱形肌的触诊

可以感到肱动脉的搏动。以拇指、示指和中指向后触诊背阔肌，要注意肌肉的紧张度、双侧是否对称（图 10-2-13）。

2. 前锯肌   在内侧触诊前锯肌，该肌主要固定肩胛骨的内侧缘于胸廓，当该肌瘫痪时出现翼状肩胛。

四、外侧部触诊

1. 肩袖的触诊   由冈上肌、肩胛下肌、冈下肌和小圆肌结合在一起形成外侧关节囊，构成一袖套样结构（肩袖）共同加固关节囊，冈上肌是最重要的部分。为了便于触及肌腱，让患者将上臂内旋和后伸，置于腰的后面。如存在炎症则压迫肌腱会引起疼痛。

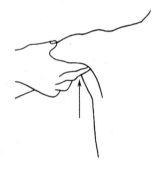

图 10-2-13   腋部的触诊

检查冈上肌时，嘱患者屈肘 90°，置前臂于身后并半躺位支在肘上，这样可使上臂处于内收内旋位，通过触及喙突确定该肌腱。检查冈下肌腱时，在检查床上嘱患者自己撑起，手抓住床的边缘，保持肩外展，两肘交替支撑身体，使肱骨大结节移至肩峰的外侧，由肩胛冈向外触诊，可在肱骨头处触及冈下肌腱（图 10-2-14）。

2. 肩峰下滑囊   位于三角肌和关节囊之间，与关节不相通。该滑囊在肩峰下可因受到撞击而引起炎症，从而出现触痛和滑囊增厚。在过伸内旋肩关节时，可使滑囊向前推至肩峰下，此时更易触及（图 10-2-15）。

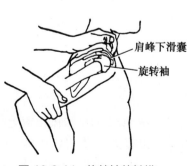

肩峰下滑囊
旋转袖

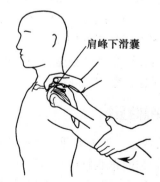

肩峰下滑囊

图 10-2-14   旋转袖的触摸   图 10-2-15   肩峰下滑囊的触诊

第三节 动诊和量诊

肩部活动可通过主动运动和被动运动检查来确定是否受限。主动运动正常,则不需要进行被动运动检查,主动运动受限,则需做被动运动检查。肩部活动检查可按先主动后被动的顺序,并应双侧同时进行,以资比较。

一、主动活动检查

通过让患者做一些特殊的活动或动作来进行主动活动的检查。这些动作包括了横轴的屈伸、矢状轴的内收外展和纵轴的内外旋。主要观察患者肩关节活动范围和对称性,是否存在一个继发于滑囊炎或肌腱炎的疼痛弧,是否由于肩关节不稳定而惧怕活动。从后面观察患者是否存在翼状肩,盂肱关节的活动是否协调。如果检查中发现肩胛骨与肱骨反向活动,则患者可能存在明显的肩关节功能障碍,如粘连性关节炎或肩袖损伤。

（一）前屈与后伸

1. 肩关节前屈运动检查　患者坐位或站立,上肢沿身体的矢状面向前,逐渐远离身体向上运动。肩关节屈曲复合活动的正常范围为0°~180°。如活动受限则考虑三角肌、胸大肌、喙肱肌或关节的病变。检查者在患者肩的屈曲过程中施以阻力,患者如感疼痛则可能是收缩肌肉的肌腱炎引起(图10-3-1)。

2. 肩关节后伸运动检查　上肢在身体的矢状面进行与前屈相反的运动。正常活动范围是0°~60°。活动受限考虑三角肌、背阔肌、大圆肌和肱三头肌(长头)及关节的病变(图10-3-2)。后伸过程中施以阻力,肩关节感疼痛可能由收缩肌肉的肌腱炎引起。

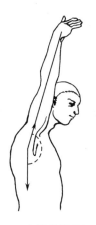

图 10-3-1　肩关节前屈运动检查

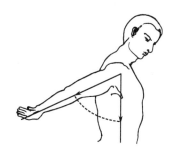

图 10-3-2　肩关节后伸活动检查

（二）外展与内收

1. 肩关节外展运动检查　以盂肱关节为中心,上肢自中立位开始沿冠状面向两侧运动并侧举。外展复合运动的正常范围是0°~180°(图10-3-3)。活动受限时考虑三角肌、冈上肌和关节的病变。患者肩外展过程中,施以反向阻力,如感疼痛则可能是外展肌肌腱炎引起(图10-3-4、图10-3-5)。

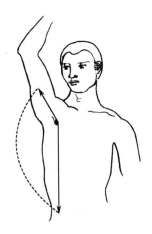

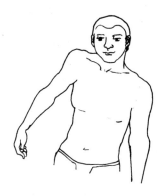

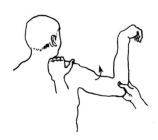

图 10-3-3　肩关节外展
运动检查

图 10-3-4　肩关节主动外
展中运动受限

图 10-3-5　肩关节抗阻力
外展运动检查

2. 肩关节内收运动检查　肩部自中立位逐渐移向身体
的中线,正常活动范围是 0°~50°。活动受限考虑胸大肌、背
阔肌、大圆肌等肌肉或关节的病变。患者肩内收过程中,施以
反向阻力,如感疼痛则可能是内收肌肌腱炎引起(图 10-3-6)。

（三）内旋与外旋

1. 肩关节内旋运动检查　肩的内旋活动在不同的体位
时其活动范围有所不同。上肢中立位,屈肘 90°,肩内旋为
50°~90°（图 10-3-7）。当上臂外展 90° 时,肩内旋约 30°（图
10-3-8）。活动受限时除考虑盂肱关节的病变外,主要考虑胸
大肌、背阔肌及肩胛下肌的病变。在肩关节内旋过程中,如
施以反向阻力时感疼痛,则可能是内旋肌肌腱炎引起。

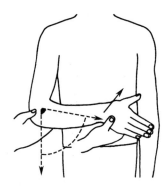

图 10-3-6　肩关节内收运动检查

2. 肩关节外旋运动检查　肩的外旋运动在不同的体
位时其活动范围有所不同。上肢中立位,屈肘 90°,外旋运动一般 <90°（图 10-3-9）,当
上臂外展 90° 时,肩关节外旋约 90°（图 10-3-10）。外旋受限或疼痛主要考虑冈下肌、小圆

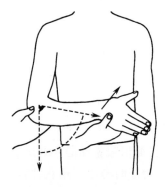

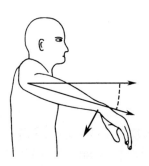

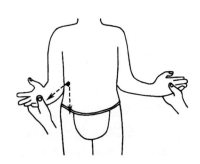

图 10-3-7　上肢中立位,屈
肘 90° 肩内旋运动检查

图 10-3-8　上臂外展 90°
时肩内旋运动检查

图 10-3-9　上肢中立位,屈肘 90°
肩外旋运动检查

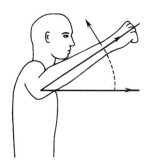

图 10-3-10 臂外展 90°
时肩外旋运动检查

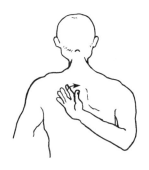

图 10-3-11 肩关节后伸、
内收和内旋运动检查

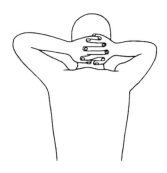

图 10-3-12 肩关节外展、外
旋运动检查

肌和三角肌的病变。患者在进行外旋的过程中,如施以反向阻力时感疼痛,则可能是外旋肌的肌腱炎引起。

（四）联合运动功能检查

患者将手置于对侧肩胛骨后,适合检查后伸、内收和内旋运动（图 10-3-11）。肩周炎患者此动作不能完成。嘱患者将手由上述位置抽回,冈下肌损伤患者不能完成该动作。嘱患者将双手放在头后面（图 10-3-12）,并在外展 90°时检查外旋活动,两侧对比,如有肩周炎则不能完成该动作或受限。

二、被动运动的检查

通过被动活动检查可以判断患者的症状是否由韧带、关节囊、滑膜和神经等不可收缩的结构引起。检查者可以根据检查中体会到的不同阻力感来判断是否存在病变。检查时患者完全放松,从上肢中立位开始测量每一活动。上臂平行垂于躯干两侧,伸肘,拇指向前为中立位。

（一）前屈与后伸

1. 关节被动屈曲运动检查 患者仰卧位,屈髋屈膝 90°使腰前凸消失。检查者站在患者检查部位的对侧,一手固定检查侧的肩胛骨和胸部,另一手握住患者腕关节的近端,向上移动上肢,感到肩胛骨活动时表明盂肱关节活动结束。继续活动上肢直至感觉到整个肩关节复合运动结束。正常范围是 0° ~180°（图 10-3-13）。

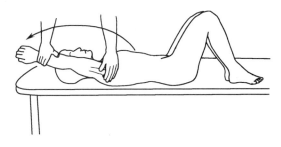

图 10-3-13 肩关节被动屈曲运动检查

2. 关节被动伸展运动检查 患者俯卧位,肩关节中立位,肘关节稍屈曲,放松肱二头肌长头。检查者站于患者检查部位的对侧,一手稳定检查侧的肩胛骨或胸部（更好评价盂肱关节）,另一手放在肱骨远端前面,向上抬起上臂,直至感觉肩关节复合活动突然固定。正常活动范围 0° ~60°（图 10-3-14）。

（二）外展与内收

1. 关节被动外展运动检查 患者仰卧,伸肘、肩关节中立位。检查者站在患者检查侧,

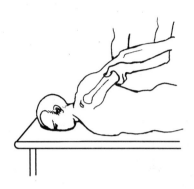

图 10-3-14 肩关节被动伸展运动检查

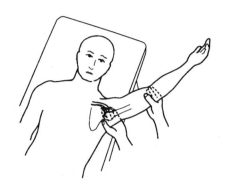

图 10-3-15 关节被动外展运动检查

一手放在胸廓外侧稳定胸部和肩胛骨,一手握住肘关节的近侧,向外移动上肢,到 90°时再增大角度外旋肱骨,以便使肱骨大结节在肩峰下通过,避免撞击。感到肩胛骨活动时说明盂肱关节的活动结束。继续向上运动直至感觉到突然固定的感觉,说明肩关节复合运动结束。正常范围 0°~180°(图 10-3-15)。

2. 肩关节被动内收运动检查 患者仰卧,伸肘、肩关节中立位。一手置于患者的肩部,稳定上身,一手握住肘关节近端,向中线移动上肢,直至有固定的感觉。正常范围 0°~50°。

(三) 内旋与外旋

1. 肩关节被动内旋运动检查 患者仰卧,肩外展 90°,肘关节屈曲 90°,前臂与检查床垂直,掌心向远端。检查者一手稳定肩胛骨和胸部,一手握住患者腕关节处,活动上肢使手掌移向检查床,直至感觉突然固定为止。正常范围是 0°~70°(图 10-3-16)。

2. 肩关节被动外旋运动检查 外旋检查的体位和内旋的体位相同。只是检查者握住患者的腕关节,活动上肢使手背贴向检查床面,直至感到整个肩关节的复合与运动结束。肩关节外旋复合运动的正常范围是 0°~90°(图 10-3-17)。

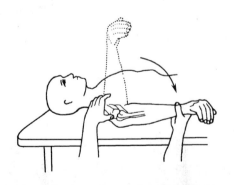

图 10-3-16 肩关节被动内旋运动检查

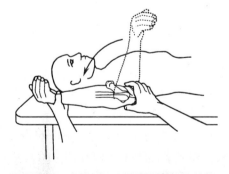

图 10-3-17 肩关节被动外旋运动检查

第四节 特 殊 检 查

一、肩关节结构的稳定性和完整性检查

1. Dugas 征 患肢手掌放在对侧肩上,患肢肘关节不能贴近胸壁;或者患肘先贴近胸壁,患侧手掌则不能触及对侧肩,称为 Dugas 征阳性。提示肩关节脱位(图 10-4-1)。

2. 前方不稳恐惧试验 检查者站在患者后方,缓慢外旋、外展肩关节,一手拇指在后面向前推肱骨头(图 10-4-2)。如患者害怕或拒绝继续检查,则说明存在肩关节前方慢性不稳定。在外展 45° 和 135° 继续重复这一检查患者可出现恐惧感。

3. 肩关节前方不稳归位试验 在卧位下重复上述试验,外展外旋肩关节,当患者感疼痛或恐惧出现时,检查者向下压其上臂,将肱骨头在关节盂内稳定,减轻患者疼痛和恐惧(图 10-4-3)。如减轻对患者上臂的压力,患者重新感疼痛和恐惧则确定患者肩关节前方不稳。表明前方关节盂唇或关节囊强度减弱。

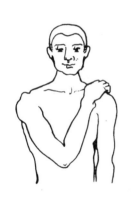

图 10-4-1 Dugas 征检查

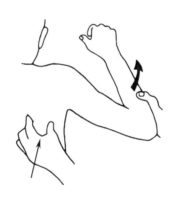

图 10-4-2 肩关节前方不稳恐惧试验

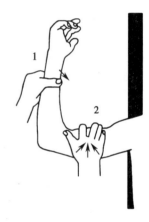

图 10-4-3 肩关节前方不稳归位试验

4. 肩关节前方不稳抽屉试验(Gerber 和 Ganz 抽屉试验) 将患者上肢外展 90°,放松置于检查者身体侧方,轻度屈曲外旋。用一手拇指置于喙突,余四指置于后方固定肩胛骨。试用另一手向前拉动肱骨头。观察患者是否出现异常活动、疼痛和恐惧感,两侧对比(图 10-4-4)。试验阳性表明患者存在肩关节前方不稳。

5. 肩关节后方抽屉试验 患者仰卧位肩部置于检查床边缘,肩屈曲 30°、外展 100°,肘关节屈曲 90°。检查者一手稳定肩胛骨,另一手置于患者肘部下推,试图使肱骨头后脱位,同时拇指对肱骨头向后加压,这时拇指可感觉到肱骨头的移位(图 10-4-5)。如果发生活动明显或患者恐惧,则说明存在不稳。如不确定,可在肩内收、内旋时重复该试验。

6. 肩关节下方不稳陷凹征 患者站立,双手握住其上肢下拉。如肩关节下方组织松弛则可见在肱骨头与肩峰处有皮肤下陷(图 10-4-6)。如果这一征象在正常侧不出现,而在疼痛受影响的一侧出现,则具有诊断意义。陷凹征阳性常表明肩关节存在多向不稳定。

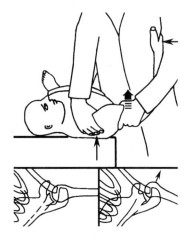

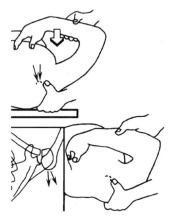

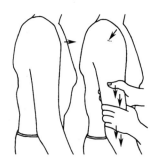

图 10-4-4 肩关节前方不稳抽 拉试验

图 10-4-5 肩关节后方抽屉 试验

图 10-4-6 肩关节下方不 稳陷凹征

二、肩锁关节稳定性的检查

1. 肩锁关节交叉屈曲试验　肩关节外展 90°，上臂屈曲位向胸前交叉，肩锁关节疼痛为试验阳性，考虑肩锁韧带损伤（图 10-4-7）。

2. 肩锁关节剪切试验　患者坐位，检查者双手交叉扣置于肩关节的前后方。双手掌挤压肩胛冈和锁骨，使肩峰和锁骨发生相对移位，出现疼痛或反常活动为阳性，表明病损发生在肩锁关节（图 10-4-8）。

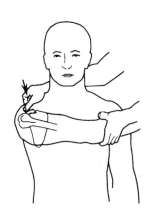

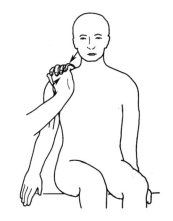

图 10-4-7 肩锁关节交叉屈曲试验

图 10-4-8 肩锁关节剪刀试验

三、肌腱检查

1. 肱二头肌腱不稳试验（Yergason 试验）　肩外展 90°、屈肘 90°时肌腱被固定于肌腱沟内，检查者将一手置于结间沟上方，内旋肩关节，如肌腱在沟内不稳定，可感觉到肌腱从沟内滑出，同时还伴有弹响（图 10-4-9）。

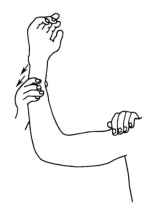 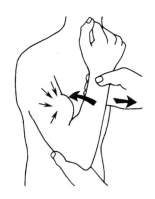

图 10-4-9　Yergason 试验　　　　图 10-4-10　肱二头肌长头完整性试验

2. 肱二头肌长头完整性试验　患者适当屈肩屈肘,检查者一手托住患者肘部,另一手握住患者腕部回拉,嘱患者进行抵抗。如此时肱二头肌肌腹处出现球形隆起,说明长头损伤。检查时要两侧对比(图 10-4-10)。

3. 降臂试验　患者站立或坐位,检查者将患者肩关节外展到 90°,伸肘位,嘱患者缓慢将上肢放回身旁。如患者由于肩袖撕裂或其他原因在完成该动作时出现疼痛,不能控制上肢,出现上臂突然下落为阳性,提示存在肩袖损伤(图 10-4-11)。

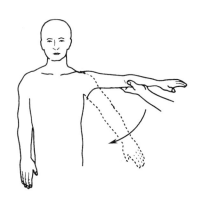

图 10-4-11　降臂试验

4. 冈上肌撞击试验(Hawkin 试验)　患者站立,肩外展 90°,检查者内旋患者肩关节,运动时感疼痛为试验阳性(图 10-4-12)。

5. 冈上肌腱检查　患者坐位或站立,面对检查者,患者肩外展 90°,前屈 30°,前臂内旋,拇指朝地,嘱患者向上抬患肢,同时检查者双手置于患者肘上反向施力。如患者出现疼痛提示冈上肌肌腱疾病(图 10-4-13)。

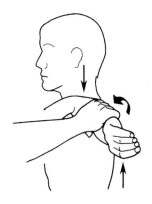 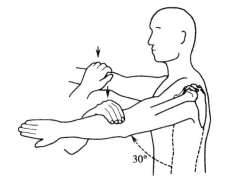

图 10-4-12　Hawkin 试验　　　　图 10-4-13　冈上肌腱检查

第五节　肩部常见疾病检查

肩关节疼痛最常见原因是肩关节周围炎。和起源于腰部的疼痛可以放射到髋部一样,颈部神经根受激惹产生的疼痛可以放射至肩部。有时也会颈、肩同时发病,但有着明显的不同,特别是疼痛导致的肩关节活动受限、疼痛点的位置,通过这两点可以初步断定主要病症所在。

（一）撞击综合征

肩袖和三角肌下滑囊在盂肱关节活动时可能受压,产生疼痛和胸肩胛关节活动障碍,常位于肩峰下,在70°~120°外展情况下出现疼痛弧。压迫也可发生在肩锁关节下方或喙肩韧带深部,导致最后30°外展时疼痛弧出现。症状可以急性发作(年轻运动员,特别是从事投掷运动的),慢性发作主要是老年患者。老年人常发生肩锁关节的退行性改变,导致冈上肌通道容积变小,从而产生肩袖磨损和撕裂。下列检查方法可以帮助诊断:

1. 撞击征　患者坐位,肘伸直,手指朝下,检查者一手固定患者肩胛骨,一手使患肢前屈90°,使大结节与喙肩韧带及肩峰前缘撞击,出现疼痛为阳性。

2. 牵拉试验　患者坐位,肩外展60°~90°抗阻时出现疼痛;牵拉患肢使大结节与肩峰分离后做再外展抗阻试验,同样的角度,疼痛明显减轻或消失为阳性(图10-5-1)。

3. 抗阻力外展试验　患者坐位,肘伸直,掌朝下,患者于60°~90°抗阻力外展,出现肩部疼痛或疼痛加重,则为阳性(图10-5-2)。

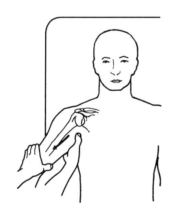
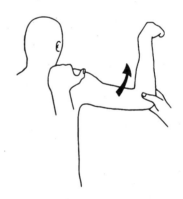

图 10-5-1　肩关节牵拉试验　　　　　图 10-5-2　抗阻力外展试验

（二）肩袖损伤

严重的创伤可以造成年轻运动员肩袖撕裂。老年患者可以自发撕裂(慢性撞击和磨损所致)或轻微创伤造成肩袖撕裂,如臂部的突然牵拉。肩袖撕裂也可发生在一些肩关节不稳的患者。冈上肌受累时,患者外展上肢困难。在另一些患者外展过程中,损伤的肩袖撞击肩峰,产生疼痛弧,尽管被动活动无障碍,但旋转运动受限。肩袖损伤时应按以下几方面检查:

1. 触诊　一般在肩峰下方或外下方有压痛。

2. 主动活动检查　患者站立或坐位,上肢中立位开始外展,至60°~120°范围出现疼痛,继续外展超过此范围则疼痛消失;上肢放下至120°时又出现疼痛,60°以后疼痛缓解或消失。

3. 被动检查　一般被动活动并不受限,活动范围基本正常。

4. 降臂试验 患者站立或坐位,检查者将患者肩关节外展到 90°,伸肘位。嘱患者缓慢将上肢放回身旁,如患者在作该动作时疼痛或上肢突然坠落为试验阳性,提示存在肩袖损伤。

（三）肩关节周围炎检查

肩关节周围炎是肩关节明显活动受限的一组临床综合征,由肩关节囊挛缩增厚引起,常发生在肩袖退变的中老年患者。盂肱关节不能活动常导致严重的肩活动受限,但在病情轻的患者,旋转活动,特别是内旋活动最先受影响。疼痛常非常严重,可以影响睡眠。患者常有频繁的微创史,造成退变肩袖的撕裂,因此产生慢性低度的炎症和肩袖挛缩。部分患者的喙肱韧带出现纤维变性,与 Dupuytren 病的发现类似。另外一部分患者发病是由于上肢长期不活动,如 Colles 骨折后过长时间使用悬吊带。

1. 视诊 患者因症状轻重而表现不同,有的体态不自然,症状重者出现强迫体位,行走缓慢,需人搀扶。

2. 触诊 肩关节前、后部、喙突、肩峰下及肱二头肌长头腱区压痛,慢性患者的周围软组织触诊时可感觉质地变韧。

3. 关节旋转试验 嘱患者将手置于对侧肩胛骨后,轻度受限则不能将手置于后背很远处,严重受限者将不能将手置于后部(图 10-5-3)。肩关节周围炎患者此活动不能完成。

4. 量诊 患者的主动与被动活动均受限,一般外展不超过 45°,内外旋及后伸不超过 20°,症状严重的患者任何方向的活动均受到限制。

（四）肱二头肌长头腱鞘炎

由于肩关节的活动,使肱二头肌长头腱在结节间沟、肩峰下间隙的前部反复磨损、撞击而发生退变。过度劳损或外伤可引起急性或慢性炎症、腱鞘组织纤维化及粘连等,产生肩痛、活动受限。

1. 急性发病者,由于疼痛迫使患者紧握患肢,保持患肢屈肘位。

2. 结节间沟及其上方的肱二头肌长头腱区压痛。

3. 臂外旋抗阻试验 患者肩屈曲 90°,伸肘旋后位。检查者手向下压患者腕部,嘱其抵抗(图 10-5-4)。如在此过程中患者诉疼痛则表明肌腱存在炎症。

4. 量诊 主动活动及被动活动均受限,内外旋活动受限明显。

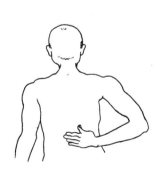

图 10-5-3 肩关节旋转试验

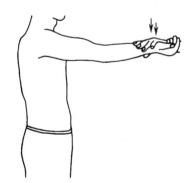

图 10-5-4 前臂外旋抗阻力试验

（裴福兴 杨效宁 黄强）

第十一章

肘　　部

肘部连接前臂和上臂,对完成腕部和手部功能,调节肢体位置有重要作用。前臂的旋前和旋后轴通过桡骨头至三角纤维软骨的连接点,肘关节、腕关节或尺桡骨的病变可使前臂旋前和旋后受到影响。

第一节　视　　诊

检查时采用两侧对比法,比较肘部对称情况,注意其外形改变、皮肤情况、肿胀情况、畸形特点和关节是否强直等。

（一）肘关节肿胀的检查

肘关节肿胀是多种肘部疾病的共同表现,尺骨鹰嘴和肘后肱三头肌腱两侧及肘前部肿胀,提示关节内有积液、滑膜肥厚;关节附近的局限性肿胀常位于关节外;肘关节的长期慢性肿胀常合并肌肉萎缩。

1. 肘关节积液　关节渗出液的最早体征表现于肘关节屈曲时尺骨鹰嘴上方的肿胀和肱桡关节处的肿胀,多由于液体被挤于这两个部位（图 11-1-1）。

2. 肘关节慢性肿胀　观察关节肿胀,肌肉萎缩。关节感染（如结核）或类风湿关节炎患者肘关节肿胀时常伴有肌肉萎缩,肿胀的肘关节处于半屈曲位（图 11-1-2）,因为在此位置关节腔内压力最小,能缓解因压力引起的疼痛。

3. 肘关节周围肿胀　观察关节周围是否有肿胀,如尺骨鹰嘴囊肿、类风湿结节（图 11-1-3）。

（二）提携角的检查

检查时嘱患者伸双侧肘关节,掌侧向前、左右对比,观察提携角,任何小的变化都会被察觉,提携角正常男性

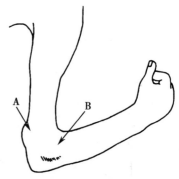

图 11-1-1　肘关节积液的早期体征
A. 尺骨鹰嘴上方的肿胀;B. 肱桡关节处的肿胀

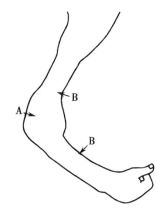

图 11-1-2　肘关节慢性疾病时的肿胀
A.关节肿胀;B.肌肉萎缩

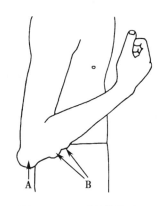

图 11-1-3　肘关节外肿胀
A.尺骨鹰嘴囊肿;B.类风湿结节

为 5°~10°,女性为 8°~15°。由于肱骨远端骨骺发育不良,肱骨髁部骨折等原因可致提携角增大或减小。提携角超过正常范围为肘外翻,小于正常范围为肘内翻。提携角的平均值是男 11°(2°~26°),女 13°(2°~22°)。过大称为肘外翻,过小称为肘内翻(图 11-1-4)。

（三）肘部畸形的检查

肘关节内、外和后侧皮下脂肪少,稍有异常就容易发现。肘关节后脱位时,可见尺骨鹰嘴向肘后方突出;肱骨髁上骨折时,肘凹上方可见肱骨骨折远端向前突出。肘关节骨化性肌炎除肘前方可扪及骨性隆起外还多伴有肘关节屈曲畸形。

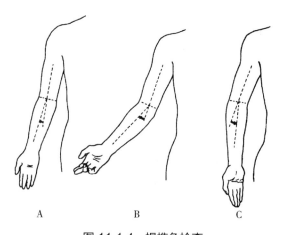

图 11-1-4　提携角检查
A.正常提携角(5°~15°);B.肘外翻(>15°);C.肘内翻(<0°~5°)

第二节　触　诊

肘关节触诊时,患者应处于放松的位置,肘关节的检查在坐位更易于进行。检查者要有正确的断层解剖学知识,用稳定而且较柔的压力确定压痛部位或异常排列,不必过于用力去触诊深部结构,否则会增加患者疼痛而不愿继续检查。肘部触诊时可按以下几方面进行:

一、皮温和湿度

除用第 2、3 指指背感觉皮温外,还可以用皮肤温度计准确测定其皮肤温度,有助于确定急性和慢性炎症的部位。

二、肘部包块

除注意观察有无骨突部包块外,还应注意软组织较丰富的肘前方有无包块,并仔细区分包块质地,根据解剖部位与毗邻关系确定包块来源,是骨性包块或软组织包块? 若是软组织包块,进一步检查是否为囊性、有无波动、压痛、弹性感,并观察其大小、范围、光滑度和活动度。

三、肘部压痛点的检查

肘部除急性扭挫伤引起的疼痛外,压痛点多出现在肱骨内、外上髁伸、屈指肌附着处和鹰嘴凹陷处。肱骨内上髁和外上髁部是慢性劳损最常见的部位。肱骨外上髁炎时,外上髁压痛明显,患者抗阻力向背侧外旋前臂肘部,疼痛向前臂放射,称为网球肘。肱骨内上髁炎时,内上髁压痛,抗阻力内旋前臂和屈腕时,感内上髁部疼痛,称为高尔夫球肘。

1. 肱骨外上髁检查 用拇指触压肱骨外上髁,此处或远侧有压痛,网球肘可能性大(图11-2-1)。

2. 肱骨内上髁检查 触压肱骨内上髁,此处压痛常见于高尔夫球肘、尺侧副韧带撕裂伤、肱骨内上髁损伤(图11-2-2)。

3. 尺骨鹰嘴检查 触压鹰嘴,当骨折和鹰嘴滑囊炎时可有明显压痛,其他病变压痛不常见(图11-2-3)。

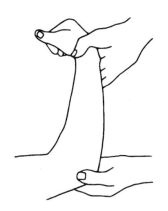 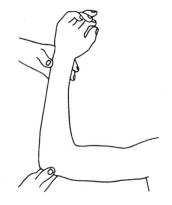 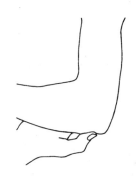

图11-2-1 肱骨外上髁检查　　　图11-2-2 肱骨内上髁检查　　　图11-2-3 尺骨鹰嘴检查

4. 肱桡关节检查 将拇指压于肘外侧肱骨与桡骨小头之间,旋转前臂,桡骨小头损伤、骨关节炎、骨软骨病变时此处压痛(图11-2-4)。

5. 肘窝部检查 屈伸肘20°触压肘前肱二头肌腱两侧,注意是否有包块(如滑膜骨化、游离体)(图11-2-5)。

四、肘后三角

又称 Hüter 三角,疑有病变时,屈肘90°,观察肱骨内、外上髁和尺骨鹰嘴构成的等腰三角。如肘关节半脱位,等腰三角关系发生改变。当肘关节伸直时,上述三点在一条直线上,称为肘直线,又称 Hüter 线,肱骨髁上或内、外髁骨折时,此线位置异常或不在一条直线上(图11-2-6)。

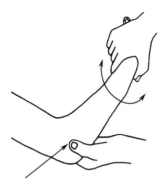

图 11-2-4 肱桡关节检查

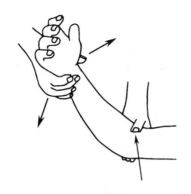

图 11-2-5 肘窝部检查

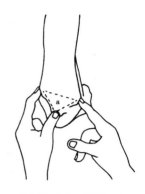

图 11-2-6 肘后三角

五、髁干角

正常肱骨长轴与内、外上髁连线成直角关系,此角称为髁干角。当肱骨髁上骨折,内、外髁骨折,或先天性发育异常时,此髁干角发生改变,成钝角或锐角。

六、肘部"酒窝"的触诊

正常情况下肘关节伸直时,其后外侧出现的凹陷为肘部酒窝,此乃桡骨小头部位。在检查桡骨小头时,嘱患者将肘关节屈曲到 90° 位,检查者一手握着患侧手或腕部,使前臂做旋前、旋后活动,用另一手的手指按住上述凹陷处,能清楚感觉到桡骨小头在手指下活动,并有弹性浮动感。当桡骨小头损伤时,局部有触痛。

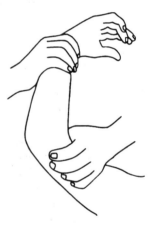

七、尺神经沟检查

用示指滚动肱骨内上髁尺神经沟内的尺神经观察双侧是否有异常改变(图 11-2-7),如有异常,全面检查尺神经的功能。

图 11-2-7 尺神经沟检查

第三节 动诊和量诊

正常肘关节运动时,肱尺、肱桡两关节均同时做程度不等的运动,不论哪一个关节发生病变时,都对肘关节的运动造成障碍,伸屈不能或受限。前臂旋前旋后活动,主要在桡尺关节的近侧和远侧关节间进行。其次为桡骨小头与肱骨小头间关节的活动。

一、肘关节伸直运动检查

1. 肘关节中立位　肘关节伸直下垂于躯体一侧为中立位,上臂和前臂在一条直线上,肘关节完全伸直为 0°。骨关节炎、类风湿关节炎和陈旧性骨折(尤其桡骨头骨折)时肘关节伸直功能受限(图 11-3-1)。

2. 肘过伸　如肘关节伸直超过 0° 称过伸,记录为伸 +X°,+15° 内为正常,尤其是女性。超过 15°,为活动过度(如 Ehlers-Danlos 综合征)(图 11-3-2)。

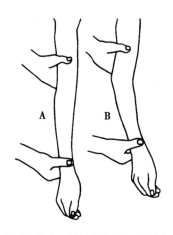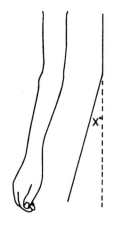

图 11-3-1　肘关节伸直运动检查　　　　　图 11-3-2　肘过伸

A.肘中立位；B.伸肘功能障碍

二、肘关节屈曲运动检查

1. 筛选试验　令患者手掌尽量触摸双肩,两侧如有细微的不同就能观察出来(图 11-3-3)。

2. 肘关节屈曲范围测量　屈曲范围正常值 145°,关节部位骨折和关节炎患者肘关节屈曲受限(图 11-3-4)。

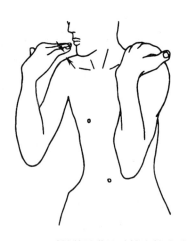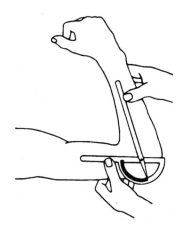

图 11-3-3　肘关节屈曲活动检查筛选试验　　　图 11-3-4　肘关节屈曲范围测量

三、肘关节旋转运动检查

检查肘关节旋转功能时应先确定前臂中立位,即屈肘 90°,前臂桡骨和拇指在上方,掌心朝内,拳眼朝上、下的位置为 0°。因在伸肘位检查时,常夹带着肱肩关节、肘关节的旋转运动在内。由中立位向后翻转,掌心向上时为旋后;由中立位向前翻转,掌心向下时为旋前(图 11-3-5)。

1. 前臂旋后运动检查　嘱患者将双肘紧靠胸壁,手掌向上旋后,对比双侧(图 11-3-6)。

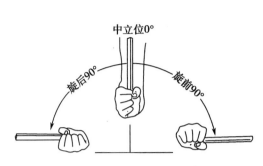

图 11-3-5　前臂旋转运动

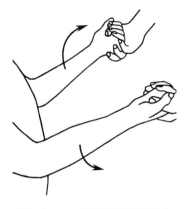

图 11-3-6　前臂旋后运动检查

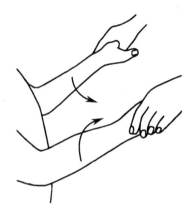

图 11-3-7　前臂旋前运动检查

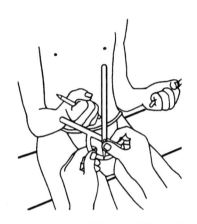

图 11-3-8　前臂旋后运动范围测量

2. 前臂旋前运动检查　嘱患者将双肘紧靠胸壁,手掌向下旋前,对比双侧(图 11-3-7)。

3. 前臂旋后运动测量　让患者手握一支铅笔,旋后,测量铅笔与垂线之间的角度,正常约 80°(图 11-3-8)。

4. 前臂旋前运动测量　让患者手握一支铅笔,旋前,测量铅笔与垂线之间的角度,正常角度约 75°(图 11-3-9)。

肘部骨折、前臂骨折和腕部骨折(如最常见的 Colles 骨折)可使前臂旋前、旋后活动范围减小,肘关节脱位、类风湿关节炎、骨关节炎可导致前臂旋转范围减小,小儿牵拉肘可使旋后受限。

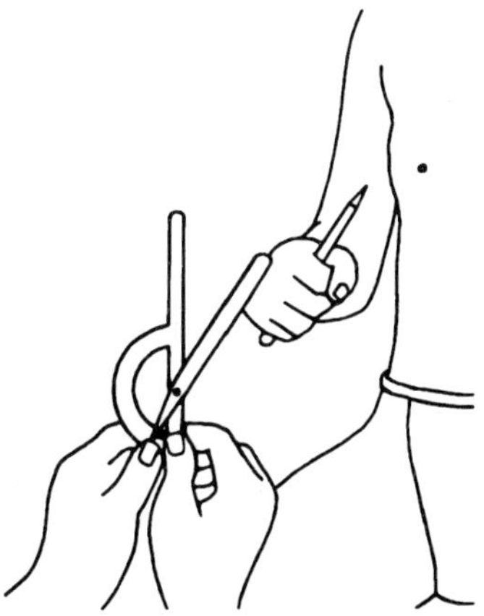

图 11-3-9　前臂旋前活动范围测量

四、肘部肌肉检查

1. 屈肘肌　检查者站在患者前面,一手握住患肘关节近端后面,另一只手放在前臂握住其远端的掌面,嘱患者缓慢屈曲肘关节,当屈至 135°时施以阻力对抗,判断患者能克服多大阻力。双侧对比,以判断肌力等级(图 11-3-10)。

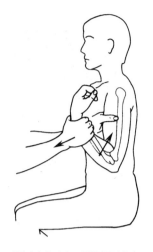

图 11-3-10　屈肘肌检查

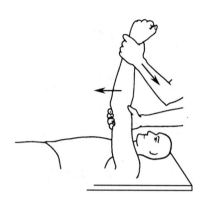

图 11-3-11　伸肘肌检查

2. 伸肘肌　检查者站在患者前面,手的位置与检查屈曲时类似,只是施加阻力的手放在前臂的背侧面,让患者将肘关节从屈曲位缓慢伸直,在达约 0° 时,施以对抗阻力,以判断肌力等级。检查者用力应持续而均衡,过急的推拉容易造成判断不准(图 11-3-11)。

3. 旋后肌　肱二头肌除旋后作用外,还有屈曲肘关节的功能。它的全部功能,可以用一动作来说明:将一拔塞钻拧入瓶塞(旋后),再把塞子从瓶内拔出来(屈曲)(图 11-3-12)。

4. 旋前肌　检查者站在患者前面,一手固定肘关节的近端,另一只手在大鱼际部对着桡骨远端的掌侧面施加阻力,让患者将前臂从旋后位开始旋前,当达到旋前位时增加对抗阻力,来判断肌力等级(图 11-3-13)。

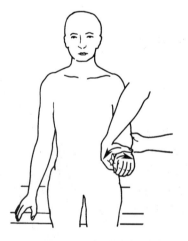

图 11-3-12　前臂旋后肌检查

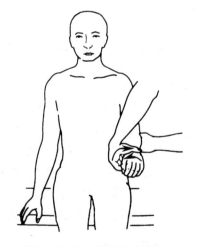

图 11-3-13　前臂旋前肌检查

第四节　特殊检查

一、"网球肘"试验

1. 前臂伸肌张力试验(Cozen 试验)　屈曲肘关节,尽量将前臂旋前,然后伸肘,如肱骨外上髁出现疼痛基本上可诊断为网球肘(图 11-4-1)。

2. 前臂伸肌牵拉试验(Mills 试验)　尽量伸直肘关节,前臂旋前,手握拳掌屈,网球肘时肱骨外上髁可出现疼痛(图 11-4-2)。

3. 抬椅试验(The chair 试验)　嘱患者伸肘,肩前屈 60°,双手举一椅子(约 3.5kg)。完成此动作困难并出现肘外侧疼痛提示网球肘(图 11-4-3)。

4. Thomsen 试验　嘱患者紧握拳背伸腕关节、伸肘,当患者背伸腕关节时检查者用力抵抗并使之掌屈,肱骨外上髁出现疼痛时多提示网球肘(图 11-4-4)。

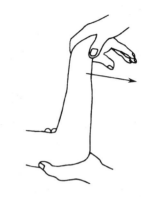

图 11-4-1　前臂伸肌张力试验

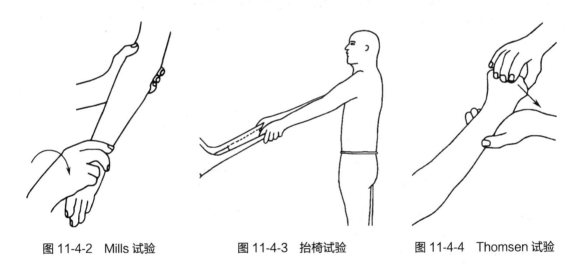

图 11-4-2　Mills 试验　　　图 11-4-3　抬椅试验　　　图 11-4-4　Thomsen 试验

二、"高尔夫球肘"试验

屈肘,将手旋后,然而伸肘,肱骨内上髁出现疼痛时提示高尔夫肘(图 11-4-5)。

三、肘部尺神经的检查

1. 肘部尺神经视诊　当患者屈伸肘关节时仔细观察肘关节内侧,对较瘦的患者可观察到尺神经的移动(图 11-4-6)。

2. 肘部尺神经触诊　触压观察尺神经压痛的程度,了解尺神经是否增粗。同时注意观察是否有肘外翻,了解尺神经麻痹的原因(图 11-4-7)。

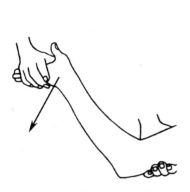 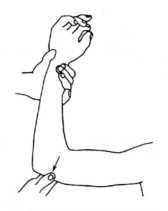 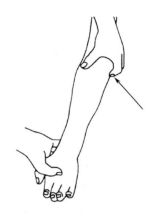

图 11-4-5 "高尔夫球肘"试验　　　图 11-4-6 肘部尺神经视诊　　　图 11-4-7 肘部尺神经触诊

3. 肘部尺神经 Tinel 征　用于检查尺神经瘤引起触痛的一种方法。阳性说明在尺神经上有神经瘤存在(图 11-4-8)。

四、肘关节韧带稳定性检查

伸肘和屈肘 30°位检查肘内、外翻不稳(如检查膝内外侧副韧带)。检查肘外翻(最常见的类型)时将患者前臂固定在检查者一侧腋下,屈肘 30°,施加外翻应力(图 11-4-9A),能够触到肘内侧间隙增宽(图 11-4-9B)。

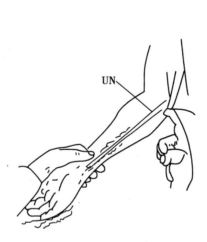 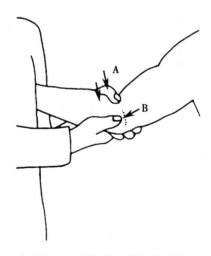

图 11-4-8 肘部尺神经 Tinel 征　　　图 11-4-9 肘关节韧带稳定性检查

第五节　肘部常见疾病检查

一、肱骨髁上骨折

1. 多发生于儿童。

2. 伤后肘部肿胀、向后移位明显时,可见肘部向后方突出,但肘后三角关系正常。此点与肘关节后脱位不同。

3. 肘关节运动严重受限,有假关节活动,肱骨髁上部位压痛明显并有骨擦音和骨擦感。

4. 应常规检查有无肱动脉、正中神经、桡神经及尺神经损伤。

5. 肘部正侧位 X 线片可显示骨折的类型和移位的程度。

二、肱骨髁间骨折

1. 患肘可见皮下淤血斑,肘三角关系改变(裂纹骨折时不易发现),并可触及骨擦感,肘部肿胀。

2. 应注意检查有无神经、血管损伤。

3. 肘关节正侧位 X 线片可显示骨折的类型和移位程度。

三、尺骨鹰嘴骨折

1. 肘后方肿胀,尺骨鹰嘴处压痛。

2. 肘关节运动受限,伸肘无力,抗阻力伸肘不能。

3. 肘关节侧位 X 线片可确定诊断及类型。

四、桡骨头骨折

1. 有明显外伤史,可见于儿童和成人。

2. 伤后肘外侧肿痛,前臂旋转时疼痛加重、主动旋转活动受限。

3. 压痛点位于桡骨头处。

4. 根据 X 线片可做出分型诊断。

五、肘关节后脱位

1. 肘关节多处于半伸直位,肘后饱满,主动与被动活动均丧失,呈弹性固定。

2. 肘前可摸到肱骨下端,肘后三角关系失常。

3. 肘关节正侧位 X 线片,可确定脱位的方向,移位的程度及有无合并骨折。

六、桡骨小头半脱位

1. 本病多见于婴幼儿。上肢被牵拉后,患儿突然哭闹、肘部略屈曲,前臂处于轻度旋前位,拒绝触摸。

2. 肘关节被动屈伸及旋转时疼痛加剧,桡骨小头处压痛。

3. X 线片无异常改变。

七、"网球肘"(肱骨外上髁炎)

1. 外观无明显变化,患者自觉有肿胀感,主诉手掌向下不能平举物体。

2. 压痛点在肱骨外上髁、前臂伸肌的起点和桡骨小头附近,主动伸腕时,上述部位出现疼痛。

3. "网球肘"试验阳性。

八、"高尔夫球肘"

疼痛和压痛常累及肘内侧屈肌腱起点，"网球肘"很少累及。高尔夫球肘试验阳性。

九、肘内翻和肘外翻

1. 肘部提携角增大或减少，常继发于少儿时期肱骨髁上骨折或肘部其他部位骨折。
2. 肘内侧不稳可见于从事投掷运动的运动员中（如投掷标枪）。
3. 肘关节不稳也常见于类风湿关节炎、Ehlers-Danlos 综合征和 Charcot 病。

十、类风湿关节炎

1. 可累及单肘或双肘。如双肘都被累及对患者的功能影响很大。
2. 肘关节活动时局部疼痛明显，屈曲畸形，前臂旋前、旋后受限，当肘关节破坏较重时可累及尺神经导致连枷肘。

十一、肘关节结核

1. 当肌肉萎缩时，肘关节肿胀明显。
2. 行关节穿刺或滑膜活检确诊。

十二、骨化性肌炎

1. 常继发于肱骨髁上骨折和肘关节脱位。
2. 血肿发生钙化可使肘关节屈曲受阻。

十三、前臂肌肉缺血性肌挛缩（Volkmann 挛缩）

1. 常见于肱骨髁上骨折或前臂骨折后。
2. 本病早期特点是损伤后突然出现剧痛，桡动脉搏动消失，手指呈屈曲状态，被动伸直手指时疼痛加剧，继而出现肢体远端肿胀、发凉、发绀、感觉迟钝或丧失。
3. 晚期出现典型畸形，如前臂变细、旋前、或爪形指、铲状手畸形。
4. 挛缩肌肉的肌腹部可触及硬块或索条。

（屠重棋　邵世坤　曾羿）

第十二章

腕　部

第一节　视　诊

腕关节位于手与前臂之间,是一个由掌腕关节、腕中关节、桡腕关节和桡尺远侧关节组成的复合关节,具有传导应力以及屈伸、偏斜、旋转和回旋等功能。检查腕关节时应将两手同时放在桌面上以资比较。

一、腕关节畸形

1. 腕关节桡偏畸形　检查时注意观察腕关节的位置,桡偏常见于 Colles 骨折,桡骨先天性缺失等(图 12-1-1),尺偏则常见于类风湿关节炎。

2. 腕关节常见畸形　尺侧茎突突出常见于 Colles 骨折或 Madelung 畸形;腕关节掌倾见于 Smith 骨折;背倾见于 Colles 骨折;掌侧半脱位见于类风湿关节炎、陈旧性腕部损伤或腕关节感染(图 12-1-2)。

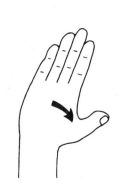
图 12-1-1　腕关节桡偏畸形

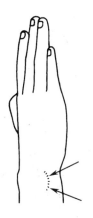
图 12-1-2　腕关节尺骨茎突突出畸形

二、腕关节肿胀

1. 腕关节肿胀　腕部和掌侧同时肿胀,相互交通有波动,常见于掌侧复合腱鞘囊肿、类风湿关节炎和结核(图 12-1-3)。

2. 腕关节局部肿胀的检查　局部肿胀多见于腱鞘囊肿、类风湿结节或肿瘤(图 12-1-4)。

3. 腕关节广泛肿胀的检查　腕、手背及手指肿胀,皮肤发亮,广泛疼痛及压痛,并有关节僵硬,是典型的 Sudeck 萎缩,见于 Colles 骨折或腕部损伤后遗症(图 12-1-5)。

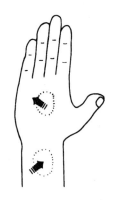 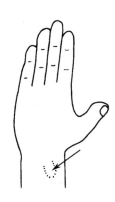 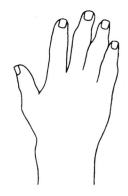

图 12-1-3　腕关节肿胀　　图 12-1-4　腕关节局部肿胀的检查　　图 12-1-5　腕部 Sudeck 萎缩

4. 腕部桡侧肿胀的检查　见于 Quervain 腱鞘炎,常需结合其他检查。

三、腕部肌肉萎缩

1. 腕关节肌肉萎缩及瘢痕　检查时注意有无:①大鱼际肌萎缩(图 12-1-6A);②小鱼际肌萎缩(图 12-1-6B);③手术切口或损伤后瘢痕(图 12-1-6C)。

2. 前臂肌肉萎缩　多见于类风湿关节炎、结核,双侧广泛萎缩常见于神经病变(颈脊髓损伤后、多阶段脊髓硬化)和营养不良(图 12-1-7)。

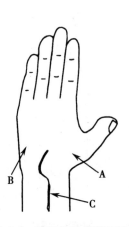 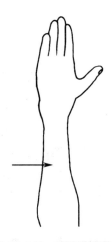

图 12-1-6　腕关节肌肉萎缩及瘢痕　　图 12-1-7　前臂肌肉萎缩

第二节　触　诊

腕关节触诊检查时患者应处于放松的体位。坐位检查时,患者上肢放在检查桌上,手处于解剖位。

1. 下尺桡关节压痛　Colles 骨折后持续腕部疼痛,多由于下尺桡关节损伤所致,此位置常有压痛(图 12-2-1)。

2. "鼻烟窝"压痛　舟骨骨折后"鼻烟窝"处常有压痛,许多腕部损伤和其他损伤也可有此处压痛存在(图 12-2-2)。

3. 舟骨压痛　为了鉴别舟骨骨折和扭伤,常需查舟骨处,如有压痛常提示骨折,扭伤此处无压痛。如怀疑有骨折应摄 X 线片和行石膏固定(图 12-2-3)。

4. 腕部广泛压痛　常见于炎症性疾病如类风湿关节炎、结核和 Sudeck 萎缩(图 12-2-4)。

5. 拇长展、拇短伸肌腱鞘处压痛　见于 De Quervain 腱鞘炎,前臂桡背侧的腱鞘增厚(图 12-2-5)。

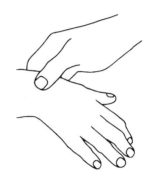

图 12-2-1　下尺桡关节部触诊

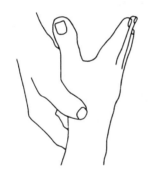

图 12-2-2　"鼻烟窝"部触诊

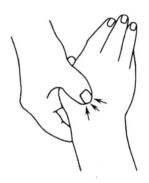

图 12-2-3　舟骨的触诊

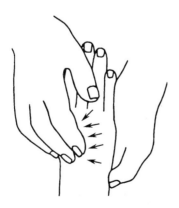

图 12-2-4　Sudeck 萎缩的触诊

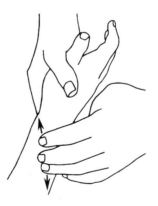

图 12-2-5　拇长展、拇短伸肌腱鞘的触诊

6. 腕掌侧正中神经压痛   腕掌侧正中神经压痛伴有桡侧手掌与手指麻木见于腕管综合征(图 12-2-6)。

7. 腕部尺神经压痛   腕部尺神经压痛伴有尺侧手指麻木见于尺管综合征(图 12-2-7)。

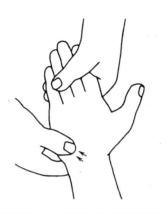 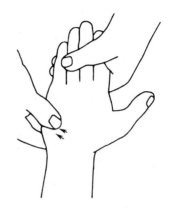

图 12-2-6   腕管部正中神经触诊   图 12-2-7   腕部尺神经触诊

第三节   动诊和量诊

一、腕关节背屈运动检查

腕部背屈筛查试验(Screening 试验):让患者背屈腕关节 90° 位对掌、上抬肘于水平位,低于水平位的一侧为阳性,阳性提示背屈活动受限,常见于 Colles 骨折后引起的腕关节僵硬(图 12-3-1)。背屈角度可用量角器测量,正常范围为 75°,女性可大于此值,但应同时检查其他关节以排除关节松弛综合征(图 12-3-2)。

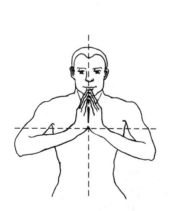 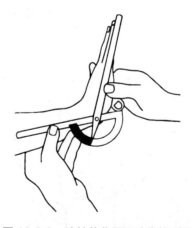

图 12-3-1   腕部背屈筛查试验   图 12-3-2   腕关节背屈运动度的测量

二、腕关节掌屈运动检查

1. 腕部掌屈筛查试验（Screening 试验）　嘱患者手背对手背,抬前臂至水平位,即可看出掌屈丧失的角度（图 12-3-3）。掌屈的角度可用量角器测量,正常范围为 75°（图 12-3-4）。

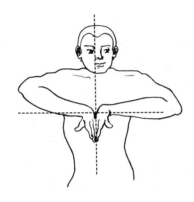

图 12-3-3　腕部掌屈筛查试验

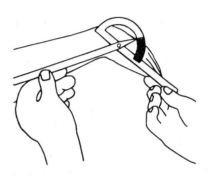

图 12-3-4　腕关节掌屈活动度的测量

2. 腕关节韧带松弛的检查　关节活动范围过大:屈腕尽量使拇指接触前臂,17.5 岁平均间隙为 4.5cm（图 12-3-5）。

3. 关节松弛的检查　腕关节活动范围过大;小指能被动背屈 90° 或更大;肘、膝关节是否过伸 +10° 或更大;脊柱屈曲是否使手掌能平放地板。如果 5 个检查中有 3 个或 3 个以上关节阳性,则可确诊关节松弛。关节活动范围过大常见于 Ehler-Danlos 综合征、Marfan 病、骨结构不良和 Morquio-Brailsford 病等。

三、腕关节桡偏运动检查

腕关节桡偏时前臂与第三掌骨之间的夹角即为桡偏角。测量时将前臂置于旋前、旋后中立位（图 12-3-6）。正常值为 20°。

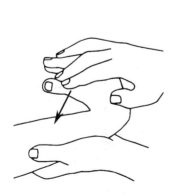

图 12-3-5　腕关节屈曲范围过大的检查

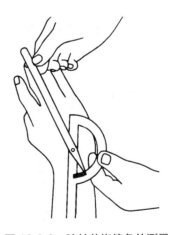

图 12-3-6　腕关节桡偏角的测量

四、腕关节尺偏运动检查

腕关节尺偏时前臂与第三掌骨之间的夹角即为尺偏角。测量时将前臂置于旋前、旋后中立位（图 12-3-7）。正常范围为 35°。

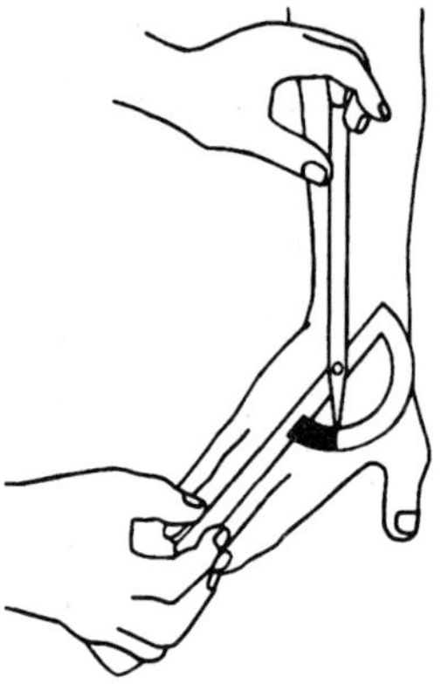

五、腕关节旋后运动检查

腕关节旋后筛查试验（Screening 试验）：嘱患者将肘关节紧贴于身体两侧，握双手旋后至最大幅度，双侧对比（图 12-3-8）。腕关节旋后运动度的测量让患者手握一支笔，肘紧贴于躯干侧，旋后腕部，测量笔于垂直线之间的夹角即为旋后角度（图 12-3-9）。正常范围是 80°。

六、腕关节旋前运动检查

腕关节旋前筛查试验（Screening 试验）：嘱患者将肘关节紧贴于身体两侧，握双手旋前至最大，双侧对比，如腕关节处无明显原因引起旋前或旋后丧失，那么需仔细检查前臂和肘关节（图 12-3-10）。腕关节旋前运动度的测量：让患者手握一支笔，肘紧贴于躯干侧，旋前腕部，测量笔于垂直线之间的夹角即为旋前角度，正常范围是 75°（图 12-3-11）。

图 12-3-7 腕关节尺偏角的测量

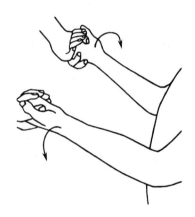

图 12-3-8 腕关节旋后筛查试验

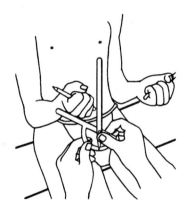

图 12-3-9 腕关节旋后运动度的测量

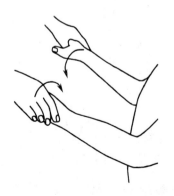

图 12-3-10 腕关节旋前筛查试验

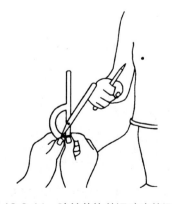

图 12-3-11 腕关节旋前运动度的测量

七、腕关节摩擦感的检查

1. 下尺桡关节摩擦感的检查 检查者将拇指与示指等放于关节处,旋前、旋后腕关节,关节紊乱时常有摩擦感,多见于 Colles 骨折后(图 12-3-12)。

2. 桡腕关节摩擦感的检查 检查者如图 12-3-13 环握患者腕部,让患者背屈、掌屈、桡偏、尺偏腕关节。摩擦感常见于舟状骨骨折、桡骨远端骨折、Kienbock 病等。

3. 腕部伸肌腱滑动摩擦感 检查者如图 12-3-14 环握患者腕部,屈伸手指,让患者自己重复此动作,伸肌腱滑膜炎时摩擦感是最明显的特征,用听诊器放在肌腱上可听到如咔嚓声音。

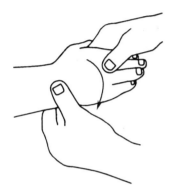 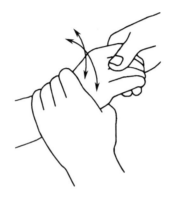 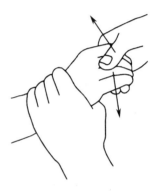

图 12-3-12 下尺桡关节摩擦感的检查　　图 12-3-13 桡腕关节摩擦感　　图 12-3-14 腕部伸肌腱滑动摩擦感

第四节　腕部常见疾病检查

一、Colles 骨折

Colles 骨折除了初期的腕关节活动无力,还有畸形、疼痛以及活动受限。最常见的畸形是桡偏、尺突,由于骨折愈合时有骨吸收,可出现手桡偏位的桡骨短缩,此可加剧脱位,在腕背侧尺骨茎突可以明显突出,尺骨半脱位有时称为 Madelung 变形(图 12-4-1)。

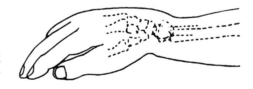

图 12-4-1 Colles 骨折"餐叉"样畸形

二、腱鞘囊肿

腱鞘囊肿在腕和手部最常见,许多病例腱鞘囊肿都有一个纤细的蒂与关节囊或腱鞘相通,有些呈半球形较固定与其他结构没有明显相连,小的腱鞘囊肿在手指部常见,腱鞘囊肿大小可出现波动,损伤后可破裂,对较小的诊断并不容易。如在腕关节桡背侧小的腱鞘囊肿,只有在腕关节掌屈时才会出现局部肿胀及压痛。腕部腱鞘囊肿在年轻女性中常引起持久的腕部疼痛,对于不典型的患者,此症状常被作为特征型症状。大多腱鞘囊肿可行摘除,如腱鞘囊肿压迫神经产生并发症,则是绝对摘除指征。

1. 腕部腱鞘囊肿　伸腕肌腱腱鞘囊肿望诊较明显(图 12-4-2)。

2. 屈腕位检查背侧小囊肿　掌屈腕关节与对侧对比,桡腕关节间有小的腱鞘囊肿时,腕关节处有隐痛,掌屈腕关节可使囊肿变得更明显,如有局部压痛可以确诊(图 12-4-3)。

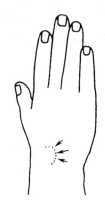 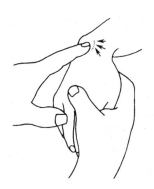

图 12-4-2　腕部背侧腱鞘囊肿　　　　图 12-4-3　屈腕位检查背侧小囊肿

三、De Quervain 病

拇长展肌和拇短伸肌的腱鞘滑膜炎被称为 De Quervain 病,多数发病于中年人,桡侧纤维鞘壁常增厚,滑膜层常肿胀,腕关节在某一位置活动时常引起疼痛,握力减弱,治疗上常行腱鞘侧壁切开。如疑有此病,肌腱局部肿胀、压痛;Finkelstein 试验可以确诊此病,检查时让患者屈曲拇指,示指紧压于其上,可诱发症状出现(图 12-4-4A);检查者将手置于尺偏位时,可诱发剧烈的疼痛(图 12-4-4B)。

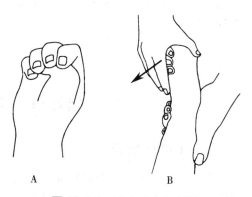

图 12-4-4　Finkelstein 试验

四、腕管综合征

腕管综合征较为常见,多见于 30~60 岁的女性。任何导致腕管狭窄的因素,均可使神经受压,引起正中神经分布区域感觉障碍和疼痛等症状,常见的病因如腕横韧带肥厚、Colles 骨折、腕骨骨折对位不佳、类风湿关节炎及外伤引起的腕管内水肿或血肿等,均可使腕管内容积减少,压力增高。有时黏液样水肿、肢端肥大症和妊娠也能引起腕管内压力增高,致正中神经受压,通常无明显病因可双侧发病。患者常诉手部麻木,但小指不会累及,麻木有时向上放射至肘部,麻木区可有疼痛,手部无力,晨起后上述症状明显,有时夜间疼痛加重,被迫活动腕部或将手悬于床边以减轻症状。此病应与神经根型颈椎病相鉴别。肌电图如显示正中神经在腕部传导时间延长,常能确定腕管综合征。

（一）腕管综合征

1. 腕部正中神经压迫试验　对可疑患者检查者双拇指压于腕管内的正中神经上 30 秒，观察施加压力到出现正中神经支配区的麻木间隔时间（腕管综合征患者平均 16 秒），此试验是诊断腕管综合征最可靠的试验（图 12-4-5）。

2. Phalen 试验　嘱患者双腕完全屈曲 1~2 分钟，正中神经支配区出现麻木或麻木加剧，为阳性，表明有腕管综合征，70% 的患者对试验表现阳性（图 12-4-6）。

3. 腕部正中神经 Tinel 征　检查者手指轻叩腕部正中神经处，该神经支配区麻木为阳性，该试验阳性率 56%（图 12-4-7）。

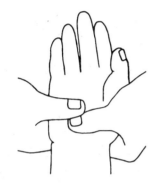 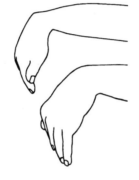 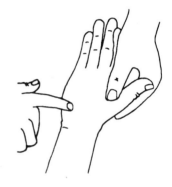

图 12-4-5　腕部正中神经压迫试验　　图 12-4-6　Phalen 试验　　图 12-4-7　腕部正中神经 Tinel 征

4. 正中神经牵拉检查　检查者伸直患者肘关节背屈腕关节，注意观察正中神经牵拉疼痛和麻木（图 12-4-8）。

5. 正中神经运动支检查　检查者推患者拇指尽量垂直于掌平面，注意观察患者的抵抗力，有时可以感觉大鱼际肌硬如石头（图 12-4-9）。

6. 正中神经感觉支检查　如图 12-4-10 所示检查正中神经感觉支的损害。

7. 手掌区摩擦和温度检查　检查者示指指腹从患者手掌尺侧向桡侧滑动，注意摩擦力

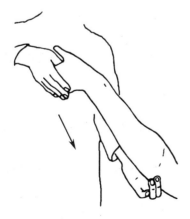 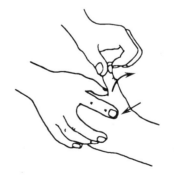

图 12-4-8　正中神经牵拉检查　　　　图 12-4-9　正中神经运动支检查

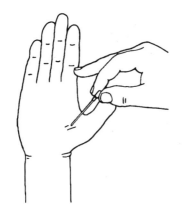 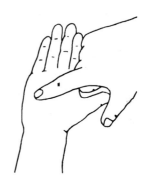

图 12-4-10　正中神经感觉支配区检查　　　　图 12-4-11　手掌部摩擦力和温度检查

和温度的变化,正中神经受压时,大鱼际肌抵抗力增加(由于缺乏汗液),温度增高(血管扩张)(图 12-4-11)。

8. 止血带试验　将止血带固定肘上完全使压力刚好在收缩压之上,保持 2 分钟,症状出现或加剧表明有腕管综合征(图 12-4-12)。此试验应谨慎进行。

9. 腕管综合征石膏固定试验　如怀疑有腕管综合征,应用舟状骨管形石膏固定 7~10 天,石膏固定时症状好转,去除石膏症状加重表明有腕管综合征,腕管水平神经传导损害可确诊(图 12-4-13)。

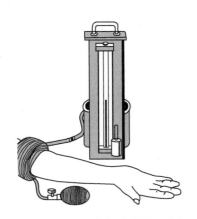 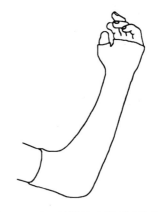

图 12-4-12　止血带疼痛诱发试验　　　　图 12-4-13　腕管综合征时石膏固定

(二) 尺管综合征的检查

1. 注意尺管处的压痛,尺神经支配区的体征(小鱼际肌萎缩,小指外展,环、小指爪形变)(图 12-4-14)。

2. 尺神经运动支检查　小指内收力是非常有用的 Screening 试验。小指内收肌力正常是颈椎病的早期体征之一(图 12-4-15)。

3. 尺神经感觉支检查　如图 12-4-16 所示检查尺神经感觉支损害。

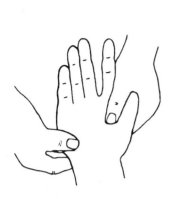
图 12-4-14 尺管综合征的检查

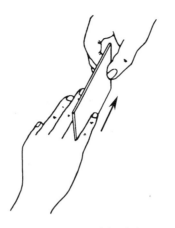
图 12-4-15 夹纸试验

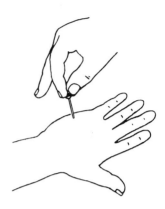
图 12-4-16 尺神经感觉支的检查

五、腕关节不稳

腕关节不稳常由于腕部损伤后引起早期或晚期腕骨排列正常位置丧失造成,如不进行有效的治疗可发展为骨关节炎。

（一）静力性腕关节不稳

指腕关节排列不正常,能从正侧位 X 线片观察到。

（二）动力性腕关节不稳

X 线片是正常的,患者能自行将腕关节排列从正常位置移到异常位置,为了确诊,常需将铅标记物放在腕部压痛处,以标记稳定状态和不稳定状态的 X 线片。

（三）舟月不稳（舟月脱位）

较常见,腕关节旋后位,尺偏、桡偏位和正位 X 线片常能确诊,其他检查包括增强影像和动态核素扫描。急诊患者行手法复位,克氏针内固定或韧带修补术,慢性病例需对撕脱的韧带重建,同时也应对关节改变和半脱位采取积极的补救措施。

（四）腕关节不稳的检查

1. 下尺桡关节松弛的检查 表现为腕关节无力,有弹响感和尺神经受累,检查者一手稳定腕部,另一手握尺骨远端分别向背侧和掌侧移动注意弹响感和疼痛症状,两侧对比（图 12-4-17）。

2. 舟月不稳的检查 Wafson 试验:检查者一手拇指按压舟骨结节处,另一手尺桡偏快速屈腕关节,如舟桡关节半脱位可感到弹响,放松拇指压力,可复位,伴有疼痛可进一步证实诊断（图 12-4-18）。

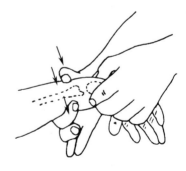
图 12-4-17 下尺桡关节松弛的检查

3. 月三角不稳的检查 Ballottement 试验:检查者两拇指、示指分别捏住三角骨、月骨向背侧和掌侧反向移动以试图使两者脱位,注意观察任何相关疼痛或摩擦感（图 12-4-19）。

4. 中腕不稳的检查 检查者一手稳定前臂远端,另一手紧握患者手,将腕向桡骨处推压并缓慢将腕从尺偏位摆向桡偏位,如正常平滑的移动有不规则的表现,则该试验阳性,常伴

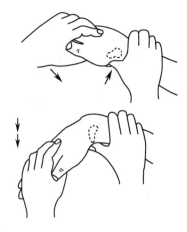

图 12-4-18　Wafson 试验

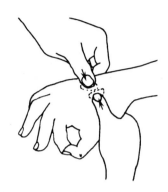

图 12-4-19　Ballottement 试验

有咔嗒声。

六、伸肌腱滑膜炎

伸肌腱滑膜炎常发生于 20~40 岁,多继发于大量活动之后,所有伸肌腱都有可能累及。

七、类风湿关节炎

腕关节类风湿关节炎较常见,常引起腕关节滑膜和相应腱鞘增厚而导致局部肿胀、发热、疼痛和关节僵硬、波动感,有时波动可从腕背移到掌侧,滑液从一个平面通过屈肌支持带深部移到另一平面,随着病情的加剧腕关节可出现尺偏。掌侧半脱位畸形,尺骨茎突在腕背侧突出明显,下尺桡关节囊破裂,引起疼痛、旋前、旋后受限。有些腕关节结核可引起相似的临床症状,但类风湿关节炎是多个关节发病,鉴别不难。

八、腕关节骨关节炎

与骨折继发性关节炎相比,腕关节特发性骨关节炎并不常见,腕骨关节炎多继发于舟骨骨折缺血性坏死,舟骨骨折不愈合,桡骨远端关节面粉碎性骨折和 Kienböck(月骨特发性缺血性骨坏死),如症状严重可考虑行桡腕关节融合。

九、腕关节结核

腕关节结核,关节肿胀明显,前臂肌肉萎缩,关节囊常遭破坏致腕关节半脱位,滑膜活检能确诊。腕部的单关节类风湿关节炎症状不明显,诊断较困难。

（沈　彬　宋炎成　胡钦胜）

第十三章

手　部

第一节　视　诊

一、一般情况

手外科视诊包括手部皮肤的营养情况、色泽、纹理、有无瘢痕、瘢痕的类型、有无伤口,皮肤有无红、肿、溃疡及窦道等。手及手指有无成角、短缩、旋转及其他畸形。指甲有无畸形、色泽改变等。

二、手的姿势

1. 手的休息位　在正常情况下,当手在不用任何力量时,手的内在肌和外在肌在肌张力处于相对平衡状态,这种手的自然位置称手的"休息位"。手的休息位是:腕关节背伸约 10°~15°,并有轻度尺偏。手指的掌指关节及指间关节呈半屈曲状态,从示指到小指,越向尺侧则屈曲越多。各指的尖端指向舟骨结节。拇指轻度外展,指腹接近或触及示指远节指间关节的桡侧(图 13-1-1)。

2. 手的功能位　手的另外一个重要姿势是手的功能位,手在这个位置上能很快做出不同的动作,如张手、握拳和捏物等,便于手更好地发挥功能。手的功能位是:腕背伸 20°~25°,拇指处于对掌位,掌指关节和指间关节微屈,其他手指稍微分开,掌指关节和近侧指

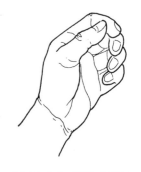

图 13-1-1　手的休息位

间关节半屈曲,远侧指间关节微屈曲。了解手的功能位对处理手外伤,特别是骨折外固定和包扎时有用。包扎固定伤手应尽可能使手处于功能位,否则会影响手的功能恢复(图 13-1-2)。

三、手部畸形

造成手部畸形的原因有很多,常见的有:

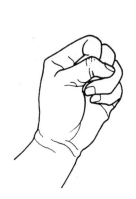

图 13-1-2 手的功能位

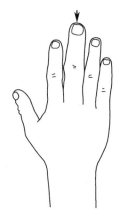

图 13-1-3 手指肥大,可见于 Paget 病、神经纤维瘤病和局部的动静脉瘘

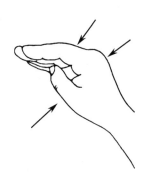

图 13-1-4 手部肌肉的缺血性挛缩,掌指关节屈曲,指间关节伸直,拇指内收到手掌

1. 先天性畸形 如多指畸形、并指畸形等。

2. 皮肤瘢痕挛缩造成的畸形 如手指掌侧皮肤瘢痕挛缩,可造成手指的屈曲畸形。手背烧伤后的皮肤瘢痕挛缩,可造成掌指关节的过伸畸形等(图 13-1-3)。

3. 关节囊或韧带挛缩造成的畸形 如掌指关节侧副韧带挛缩,可造成掌指关节伸直位畸形。手指掌侧关节囊挛缩可造成手指的屈曲畸形。

4. 肌肉挛缩造成的畸形 如 Volkmann 缺血挛缩,拇指和其他手指呈爪状的屈曲畸形、前臂萎缩;腕部屈曲时手指可伸直(图 13-1-4)。

5. 肌肉肌腱损伤后造成的畸形 如锤状指(手指末节处伸肌腱断裂、类风湿关节炎)、鹅颈畸形(远侧指间关节屈曲,近侧指间关节过伸,常见于类风湿关节炎)、Boutonniere 畸形(近侧指间关节屈曲,远侧指间关节伸直,指伸肌腱中央束断裂所致,常见于创伤和类风湿关节炎)(见本章第六节)。

6. Heberden 结节 远侧指间关节肿大,常合并有远侧指间关节偏移,是手指骨关节炎的征象;Bouchard 结节,近侧指间关节肿胀(见本章第六节)。

7. 周围神经损伤后的畸形 正中神经损伤后可形成拇指内收、旋后位畸形;桡神经损伤后可出现垂腕、垂指、垂拇畸形;尺神经损伤后出现爪形手畸形等。

四、手部肿胀

通过对腕部皮肤、颜色、伤口大小、肿胀,有无畸形、包块、水疱、瘢痕等情况的观察,帮助诊断腕部病变。

弥漫性肿胀提示范围广泛的感染或血液循环障碍。如肿胀严重,可出现皮肤发亮,起水疱,应注意有无骨筋膜室综合征。局限性肿胀多为局部炎症、外伤或肿物。局限性肿胀应注意有无红肿、溃疡、窦道等(图 13-1-5)。

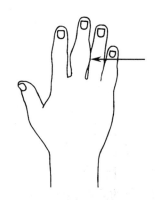

图 13-1-5 手指的梭状肿胀,常见于侧副韧带撕伤和类风湿关节炎,较少见于梅毒、结核和痛风

第二节 触 诊

利用触诊可以感觉皮肤的温度、弹性、软组织松软程度,检查皮肤的毛细血管反应,判断手的血液循环情况。触诊还可以检查皮下有无捻发音,用手或某些器械检查手的感觉。通过触诊还可检查肿物的大小、范围、硬度、波动感、活动度及与皮肤、皮下组织的粘连情况等。

1. 感觉手指掌侧或手掌的出汗情况和皮温的改变。可与对侧手做对比(图 13-2-1)。

2. 触摸手指各个关节,是否有增厚、压痛、水肿和皮温增高。在痛风性关节炎可仅有单个关节受损(图 13-2-2)。

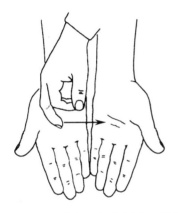

图 13-2-1 感觉手指掌侧或手掌的出汗情况和皮温的改变

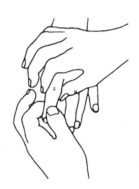

图 13-2-2 触摸手指各个关节,是否有增厚、压痛、水肿和皮温增高

第三节 动诊和量诊

动诊可分为主动及被动活动。主动活动是通过肌肉肌腱的作用完成关节活动。被动活动是模拟正常情况,检查者用外力施加的结果。动诊的检查还包括手的抓、握、捏等复合运动的检查。

1. 掌指关节活动度检查,正常活动度为 0°~90° (图 13-3-1)。

2. 近侧指间关节活动度检查,正常活动度为 0°~100° (图 13-3-2)。

3. 远侧指间关节活动度检查,正常活动度为 0°~80° (图 13-3-3)。

4. 拇指的指间关节活动度检查,正常活动度为屈曲 80°,过伸 20°,总的活动范围是 100°。

5. 拇指外展活动检查,拇指外展运动平面与手掌垂直,手背平放在桌面,拇指向上运动。正常外展活动度 60° (图 13-3-4)。

6. 拇指掌指关节运动检查,正常活动度:屈曲 55°,过伸 5°(图 13-3-5)。

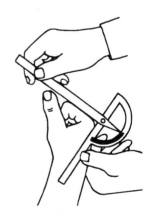

图 13-3-1 掌指关节活动度的测量

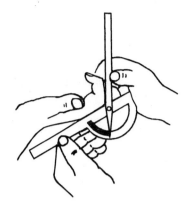

图 13-3-2   近侧指间关节活动度的测量

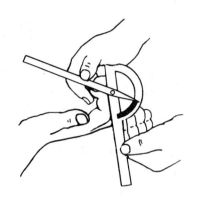

图 13-3-3   远侧指间关节活动度的测量

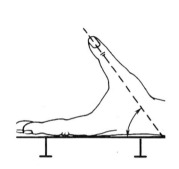

图 13-3-4   拇指外展活动的测量

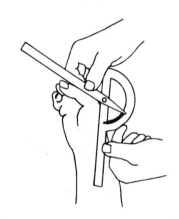

图 13-3-5   拇指掌指关节运动的测量

7. 手指的外展可测量示指和小指间的宽度,或各个手指的宽度。小指的过度外展可见于 Ehlers-Danlos 综合征(图 13-3-6)。

8. 手指周径的测量   定期测量关节的周径,可判断肿胀关节的炎症活动情况(图 13-3-7)。

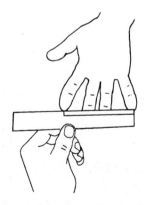

图 13-3-6   手指的外展活动检查

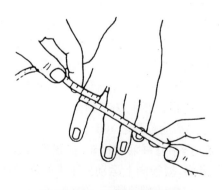

图 13-3-7   手指周径的测量

第四节 听 诊

关节活动时出现摩擦音或弹响,提示关节面破坏或软组织的病变。在狭窄性腱鞘炎的手指,活动时可听到弹响声,称为扳机指。利用听诊可以检查肿物有无杂音,如以听诊器在动静脉瘘部位听诊,可听到吹风样杂音。还可以利用多谱仪探测血管的存在和走行方向。

第五节 特 殊 检 查

一、两点辨别试验

人体任何部位都有区分两个点的能力,只是两点之间的距离不同,手指尖和舌尖两点区分试验的距离最小,因此也最敏感。正常人手指末节掌侧皮肤的两点区分试验距离为2~3mm,中节 4~5mm,近节为 5~6mm。在神经损伤修复后的随诊中,经常采用此试验。方法:检查者稳住患者手指,被检查者闭上眼睛或头转向一侧,沿手指皮肤两侧纵向测试,两点之间的距离从大到小,直到不能分辨两点为止。针的两个点要同时接触皮肤,用力不要过大,当接触到指腹皮肤数秒后提起再重新接触皮肤。否则,两点总压在一个地方,测试结果不准确。

二、毛细血管充盈试验

用手指或其他物品按压皮肤,使其局部皮肤苍白,然后迅速放松压迫,观察血液回流使皮肤转红所需时间的长短。若动脉供血不良,毛细血管再充盈时间延长。临床上多选取甲床部位,此处颜色对比强烈,易于判断。

三、Allen 试验

嘱患者握拳,将手内血液驱出,然后检查者用双拇指分别按压腕部的桡、尺动脉,阻断血流通过,再嘱患者伸手指到功能位,此时全手呈苍白色。检查者先松开一侧动脉的压迫,若受检手指迅速由白转红,时间 <5~6 秒,则表明动脉血流通畅,为阴性;若转红时间 >15 秒,表明这条动脉供血不良,为阳性。然后重复上述步骤,检查另一条动脉。Allen 试验也可用于判断手指动脉的通血状况,操作方法大致相同,只是按压动脉部位是在指根部(图 13-5-1)。

四、Elson 中央束试验

屈曲近侧指间关节靠在桌子的边缘,固定近节指骨,让患者试行伸近侧指间关节并感觉其活动。如果近侧指

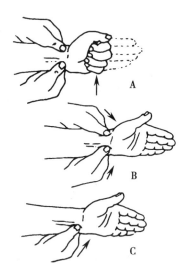

图 13-5-1 检查手血液循环的 Allen 试验

间关节能伸直,说明中央束完整。若中央束断裂,则不能伸近侧指间关节,而远侧指间关节紧张并伸直(图 13-5-2)。

五、大鱼际肌综合征

正中神经在腕管远端处发出鱼际分支,支配大鱼际肌部分肌肉。此神经支在进入大鱼际肌时,可由于大鱼际肌筋膜的肥厚、紧张而造成嵌压症状。检查时可发现正中神经的大鱼际分支处有压痛,大鱼际肌萎缩,拇指外展、屈曲无力,但拇指感觉正常。

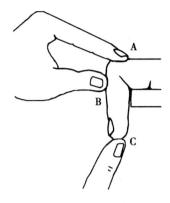

图 13-5-2　Elson 中央束试验

第六节　手部常见疾病检查

一、掌腱膜挛缩症

掌腱膜挛缩症多见于中老年人,男多于女,男女比约为 7∶1,双手对称发病者多见,也有发生在单手者,以环指多见,其次为小指拇指、示指,中指少见。病因不清楚,与种族有一定关系,白种人多,黑种人少,我国少见。有报告本病 1/3 患者有家族史。有人认为发病与局部反复受伤有关。患掌腱膜挛缩症时,掌腱膜由于瘢痕组织增生而增厚,多在环指根部;手掌皮肤出现小结节或皱褶,多从远侧掌横纹处开始。病变继续发展,首先影响掌指关节的伸直,继而近侧指间关节也发生挛缩(图 13-6-1)。

掌腱膜挛缩症病变轻微,病程变化缓慢,没有明显症状者,可不需特殊治疗。如屈曲挛缩已经形成功能障碍,而且仍在继续发展者,应及早手术彻底切除病变的掌腱膜。

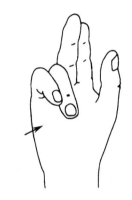

图 13-6-1　掌腱膜挛缩症时手指的掌指关节和指间关节屈曲,伴手掌和手指的结节样增厚,是掌腱膜挛缩症的特点

二、类风湿关节炎

类风湿关节炎常常发生手的病变,随着病程进展,会侵犯关节、肌腱、肌肉、神经和动脉等,产生严重的畸形,损害手的功能(图 13-6-2)。

三、指间关节骨关节炎

手原发性骨关节炎最常累及部位为远侧指间关节,Heberden 结节是手原发性骨关节炎的最常见征象,见于远端指间关节外背侧,呈软骨样或骨样肿大,且常伴受累关节屈曲和侧偏,常为多发性,也可仅见于单指。结节较少见于中节指骨基底背侧,称 Bouchard 结节,多发生于绝经期后的女性,有家族发病倾向。许多情况下无症状,但是和引起疼痛进行性加重的关节破坏有关(图 13-6-3、图 13-6-4)。

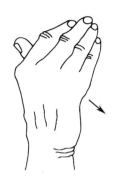

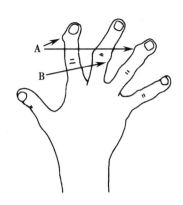

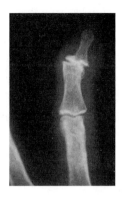

图 13-6-2 类风湿关节炎手指的掌指关节尺偏,在后期可出现掌指关节脱位

图 13-6-3 指间关节骨关节炎的检查 A. Heberden 结节位于远侧指间关节背侧表面,常伴有远节指骨的侧偏,是手指骨关节炎的重要体征;B. 出现在近侧指间关节,称 Bouchard 结节

图 13-6-4 指间关节骨关节炎的 X 线检查远侧指间关节间隙狭窄和末节指骨半脱位,是骨关节炎的典型表现

四、振动综合征

长期操作高频振动的机器设备,可引起骨、神经和血管的改变。周围神经损害后可出现疼痛、感觉异常、麻木、触觉减退和两点辨别功能减退等。涉及手部小肌肉损害时,可出现肌力减弱和肌肉失神经支配。在血管受损害的患者,血管的舒缩功能失常,手部小动脉对振动和冷的刺激过敏。在典型的患者,当手处于冷的环境中时变得苍白,遇热时则过度充血。通常伴有手的灵活性差和不适的感觉。

五、肌腱和腱鞘损伤

1. 锤状指 患指的远侧指间关节一直处于屈曲位,不能部分或完全伸远侧指间关节。主要是由于创伤引起的指伸肌腱在远节指骨止点处断裂或骨性止点撕脱(图 13-6-5)。

2. 锤状拇 在类风湿关节炎或 Colles 骨折的患者,可出现迟发性的拇长伸肌腱断裂(图 13-6-6)。

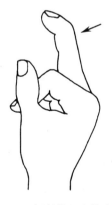

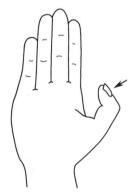

图 13-6-5 锤状指远侧指间关节屈曲,患者不能主动伸手指末节

图 13-6-6 锤状拇由于拇长伸肌腱断裂,不能主动伸拇指的指间关节

3. 纽扣状畸形 近侧指间关节屈曲而远侧指间关节过伸,主要由于伸肌腱中央束在中节指骨基底止点处的断裂。常见于手指背侧的切割伤或撕裂伤,但是多见于类风湿关节炎的患者(图 13-6-7)。

4. 鹅颈畸形 典型表现是手指近侧指间关节过伸,远侧指间关节屈曲。可由于手的内在肌紧张或继发于锤状指畸形。类风湿关节炎也可引起鹅颈畸形(图 13-6-8)。

5. 手背伸肌腱断裂 手背的损伤导致的伸肌腱断裂(图 13-6-9)。

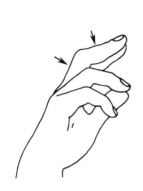

图 13-6-7 纽扣状畸形
由于伸肌腱中央束在中节指骨基底止点处的断裂,近侧指间关节屈曲,远侧指间关节过伸

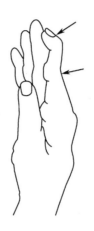

图 13-6-8 鹅颈畸形
远侧指间关节屈曲,近侧指间关节过伸

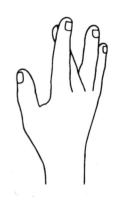

图 13-6-9 手背伸指肌腱断裂掌指关节屈曲,不能伸直

6. 指深屈肌腱损伤 单纯的撕裂伤比较少见,多为开放性的损伤(图 13-6-10~ 图 13-6-13)。

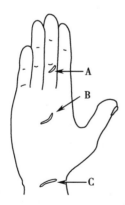

图 13-6-10 肌腱损伤首先注意损伤的部位,考虑可能伤及的重要结构
A. 指深屈肌腱;B. 指浅屈肌腱,若伤口更深可伤及指深屈肌腱;C. 正中神经、指浅屈肌腱,更深可伤及指深屈肌腱

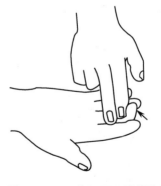

图 13-6-11 指深屈肌腱损伤的检查
持住手指让患者屈曲指尖,当指深屈肌腱损伤时,不能屈手指的末节

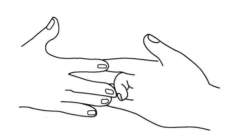

图 13-6-12　指浅屈肌腱损伤的检查

将受检查以外的其他手指固定于完全伸直位以消除指深屈肌腱的作用,如果患者能屈曲近侧指间关节,说明指浅屈肌腱完整

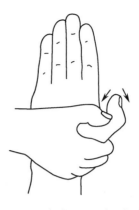

图 13-6-13　拇长屈肌腱和拇长伸肌腱的检查

固定拇指的近节指骨,让患者屈、伸拇指末节,如果患者能屈曲远侧指间关节,说明指深屈肌腱完整

7. 扳机指和扳机拇　主要是由于腱鞘纤维性增厚或者肌腱结节性增厚引起。在婴幼儿的先天性扳机指,可见掌指关节处于屈曲位,常常在掌指关节的掌侧可触到硬结节。如发生交锁,对拇指的发育不利,应手术松解。成人的扳机指,最常见于中指和环指,屈伸患指有扳机样感觉,伴有弹响和轻微疼痛。在患指掌指关节的掌侧可触及硬结节。

（周宗科　王光林　鲜思平）

第十四章

脊　柱

脊柱是人体的支持结构,位于背部正中,上接颅骨,下连髋骨。有 4 个生理弯曲,颈、腰前凸,胸、骶后凸,当脊柱及相关结构有病患时,会引起相邻近曲度的改变。脊柱检查要充分显露背部。

第一节　视　诊

检查时应先观察脊柱的生理弧度是否正常,棘突是否在一条直线上,两侧肩胛下角连线与两侧髂嵴连线是否平行,两侧肩胛骨距中线是否对称;从枕骨结节向地面做垂线,此线应通过骶骨中线和肛门沟。若有脊柱侧凸,侧凸最明显部位多为原发性侧凸,患者常有一反方向的继发性侧凸。

一、颈部

颈部视诊应注意观察颜面、头部有无发育及姿势异常;检查头颈部有无瘢痕、窦道,有无咽后壁脓肿,锁骨上窝肿物,有无生理曲度改变,发际下移等。观察患者的姿势和手及上肢的活动是否受限。观察头颈部有无畸形。

1. 斜颈　多为胸锁乳突肌挛缩所致。

2. 短颈　多伴有颅底凹陷或颈椎畸形。

3. 颈部强直体位　落枕者头颈呈僵直体位;外伤后则呈现保护性姿态,亦称为"军人颈"。

4. 颈椎椎体结核　早期颈部活动不灵活;晚期椎体破坏,患者用双手扶持下颌,预防神经根受压,头不能自由转动;椎体缺损时,常出现后凸或侧凸畸形;流注脓肿多在咽后壁和侧颈部。

5. 新生儿胸锁乳突肌上的包块常为先天性斜颈。

头部倾斜旋转,胸锁乳突肌挛缩呈弓弦一样,面部不对称。在继发性斜颈中,严重的保护性肌肉挛缩,可能是椎体感染所致,如伴有短颈畸形,特别是 C_{1-2} 水平力线不好,在感染和肿瘤的患者往往用手托起头部(图 14-1-1)。

二、胸腰部

胸腰部视诊应注意观察：

1. 患者步态有无异常,腰椎有病变,活动受限,步态失常,如腰椎间盘突出时跛行、患肢不能伸直。

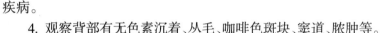

图 14-1-1 颈部视诊

2. 观察腰背部姿势有无改变,脊柱是否向一侧倾斜。

3. 观察脊柱是否有畸形及畸形程度,生理曲线的改变。剃刀背畸形,多见于特发性脊柱侧凸;角状驼背多为椎体破坏所致,常见于结核、陈旧性骨折等;圆形驼背多见于中年以上患者,多为脊椎退变或类风湿关节疾病。

4. 观察背部有无色素沉着、丛毛、咖啡色斑块、窦道、脓肿等。

5. 观察双肩和胸廓是否对称,两侧髂嵴是否平齐等高,胸腰部的骨性标志是否对称,肌肉是否有萎缩。

6. 腰椎结核可能会有寒性脓肿流注至椎旁、腰大肌、髂窝、腹股沟内侧,甚至大腿内则、腘窝。

（一）胸腰部侧位视诊

嘱患者侧位站立,观察正常的胸椎后凸,是否有成角畸形(图 14-1-2)。

（二）胸腰椎屈曲位视诊

嘱患者前屈,观察胸椎的活动度(图 14-1-3)。

（三）胸腰部伸直位视诊

患者直立挺胸,双肩后展,观察是否有后凸以及后凸程度。

（四）腰背部后凸畸形

如有固定后凸畸形存在,要考虑老年性驼背、Scheuermann 病或强直性脊柱炎(图 14-1-4)。

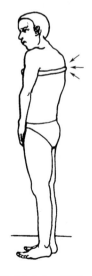

图 14-1-2 胸腰部侧位视诊

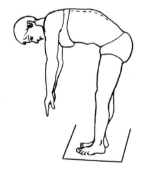

图 14-1-3 胸腰椎屈曲位视诊

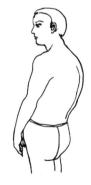

图 14-1-4 腰背部后凸畸形

（五）腰背部角状后凸畸形

若存在角状后凸畸形，则提示椎体骨折、结核和先天性椎体畸形（图14-1-5）。

（六）腰椎生理弯曲观察

观察腰椎曲度，扁平和反弓后凸多见于腰椎间盘突出、脊柱骨关节炎和椎体感染、强直性脊柱炎（图14-1-6）。

（七）腰椎生理屈度加大

腰椎屈度加大，特别是L_5棘突突出，提示脊柱滑脱，可引起继发性胸椎后凸和髋关节屈曲（图14-1-7）。

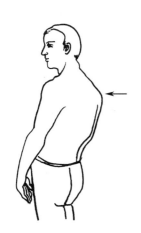 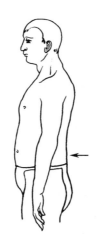 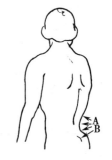

图14-1-5 腰背部角状后凸畸形　　图14-1-6 腰椎生理弯曲减小　　图14-1-7 腰椎生理屈度增加

（八）腰背部视诊

观察腰背部有无皮肤咖啡样斑块、脂肪垫、毛发、瘢痕（图14-1-8）。

（九）胸腰椎侧凸的检查

1. 胸腰椎体侧凸　常见的是保护性侧凸，如椎间盘突出，同时要观察双肩和双髋是否水平（图14-1-9）。

2. 胸腰椎侧凸的坐位检查　考虑有其他原因引起侧弯时，让患者坐立，侧弯若消失，要进一步检查双下肢的长度。

3. 胸腰椎侧凸的坐位前屈位检查　若坐立侧弯仍存在，嘱患者前屈，侧弯消失，提示是姿势性侧弯。

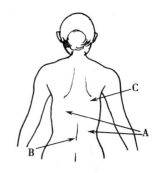

图14-1-8 腰背部视诊

A.咖啡样斑块；B.脂肪垫；C.瘢痕

4. 胸腰椎侧凸的坐位前屈位检查　若坐立侧凸存在，嘱患者前屈，侧凸仍然存在提示是固定性侧凸，但要除外脊髓空洞症，须行MRI检查（图14-1-10）。

5. 婴幼儿侧凸的检查　婴幼儿脊柱侧凸，检查者可用双手从双腋下举起幼儿观察侧凸是否发生改变以评价侧凸的僵硬度（图14-1-11）。

6. 脊柱侧凸躯干与肢体比例检查　观察特发性双侧凸，畸形可能不明显，但是有身高缩短，躯干与肢体的比例下降（图14-1-12）。

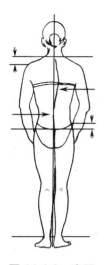

图 14-1-9　胸腰椎侧凸的观察

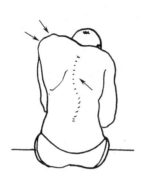

图 14-1-10　胸腰椎侧凸的坐位前屈检查

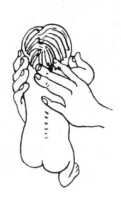

图 14-1-11　婴幼儿侧凸的检查

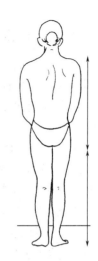

图 14-1-12　脊柱侧凸躯干与肢体比例的检查

第二节　触　诊

一、颈部触诊

颈部触诊可依次检查枕骨隆突、乳突、枕骨、颈椎各椎的棘突和横突、肩胛内缘、斜方肌、肩胛提肌和项韧带。触诊检查一般先行站立位，再行卧位。

1. 颈中部深压痛　压痛局限的部位往往是颈椎退变的部位和椎体发生感染的部位(图 14-2-1)。

2. 颈椎两侧的触诊　是否有包块和压痛，注意最突出部位是 T_1 棘突，而不是 C_7 棘突(图 14-2-2)。

3. 锁骨上窝的触诊　可以发现颈肋和锁骨上肿瘤及增大的淋巴结(图 14-2-3)。

4. 颈椎前方触诊　触诊检查包括胸腺在内的颈前方结构(图 14-2-4)。

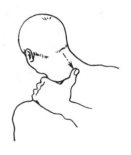

图 14-2-1　颈中部深压痛的触诊

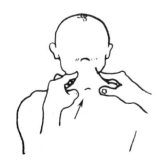

图 14-2-2　颈椎两侧的触诊

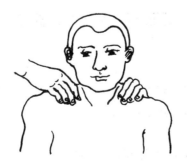

图 14-2-3　双侧锁骨上窝的触诊

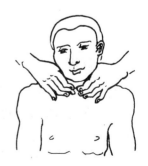

图 14-2-4　颈椎前方结构触诊

二、胸、腰部触诊

检查时依次检查胸腰椎各椎的棘突、横突和棘上韧带、骶髂关节、髂嵴、髂后上棘、坐骨结节、耻骨结节、髂前上棘、尾骨以及骶脊肌,部分患者要进行腹部的进一步检查。棘突触诊时检查者用示、中指自上而下沿脊柱棘突滑动,触摸,注意有无棘突压痛、异常隆起、凹陷,棘突间隙是否一致,棘上韧带有无异常。检查胸椎压痛时,应让患者双手抱肩,以使两肩胛骨分开。绝大多数胸椎结核深压痛和间接压痛比较明显,而浅压痛则比较轻。背部常见压痛点:①棘突尖压痛,多见于棘上韧带损伤,棘突骨折;②棘间韧带压痛,多见于棘间韧带损伤;③脊肋压痛见于肾脏疾患;④腰背部局限性压痛,多见于腰背肌劳损;⑤椎旁肌压痛伴下肢放射,多见于腰椎间盘突出症。

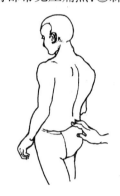

1. 脊柱棘突的触诊 患者站立,手指从棘突表面纵行滑下,观察曲线的变化(图 14-2-5)。

2. 棘突叩诊 患者腰前屈,从颈部到骶椎逐个叩击棘突,出现明显病痛提示感染、外伤或肿瘤(图 14-2-6)。

3. 腰椎压痛点检查 患者腰前屈寻找压痛点:①棘突间和腰骶关节(图 14-2-7A);②椎旁肌肉(图 14-2-7B)。

4. 骶髂关节压痛 往往发生于劳损和骶髂关节感染(图 14-2-8)。

图 14-2-5 棘突的触诊

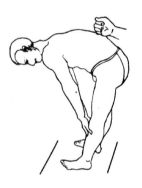

图 14-2-6 棘突叩诊

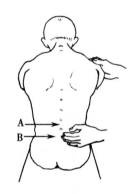

图 14-2-7 腰椎压痛点检查
A. 棘突间隙;B. 椎旁肌肉

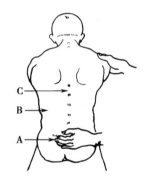

图 14-2-8 骶髂关节压痛点检查
A. 骶髂关节;B. 腰肋角;C. 胸椎棘突间隙

第三节 动诊和量诊

一、颈椎

颈部运动检查时应先检查患者的主动活动,观察其活动范围和受限程度。

1. 颈椎屈曲运动 患者尽量颈前屈,正常情况下,下颌可及胸锁关节,也可以测量下颌与胸部的距离(图 14-3-1)。

2. 颈椎后伸运动 患者应坐位,嘱患者头后仰。正常情况下,鼻子和前额可呈水平,但是要限制胸腰段的过伸运动(图 14-3-2)。进一步可测量中立位头部活动范围,正常为 50°,

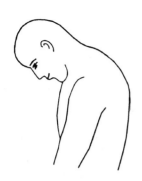
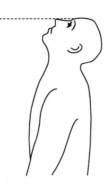
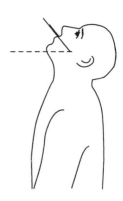

图 14-3-1　颈椎屈曲运动检查　　　图 14-3-2　颈椎后伸活动检查　　　图 14-3-3　颈椎后伸活动测量

屈伸范围总体大约 130°,其中有 1/5 的范围是寰枢和环枕关节完成(图 14-3-3)。

3. 颈椎侧屈运动　嘱患者分别倾斜头部到双肩,只有患者的肩胛骨的旋转移动,双耳可及肩部(图 14-3-4)。测定侧屈,同样用一水平标尺作为参照物,正常侧屈范围是 45°,1/5 的运动是寰枢和寰枕引起,运动范围减少往往是由颈椎退变引起(图 14-3-5)。

4. 颈椎旋转运动　嘱患者偏转头部看肩部,检查者可用一只手协助旋转,另一只手限制肩部活动。正常的活动范围是 80°,有 1/3 的活动范围是寰枢椎完成(图 14-3-6、图 14-3-7)。

5. 颈椎摩擦音检查　检查者将手放于患者颈椎两侧,嘱患者屈伸颈椎,正常情况下,可及小关节摩擦音。在颈椎退变也可发生,若怀疑,可行听诊,进一步确诊(图 14-3-8)。

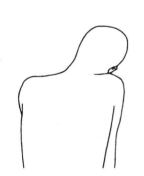
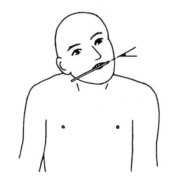
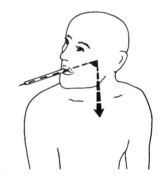

图 14-3-4　颈椎侧屈运动　　　图 14-3-5　颈椎侧屈活动度测量　　　图 14-3-6　颈椎主动旋转运动

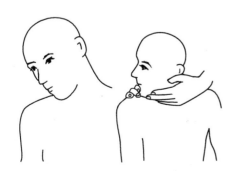
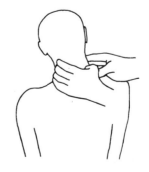

图 14-3-7　颈椎被动旋转运动　　　图 14-3-8　颈椎捻发音检查

二、胸腰部

嘱患者脱去衣服,以便观察整个背部。先做下蹲动作,粗略了解下肢的情况,然后中立位直立,观察其活动范围。

1. 腰椎屈曲运动检查 嘱患者腰前屈,双手下垂触及足趾,观察髋关节屈曲和脊柱活动情况(图 14-3-9)。腰椎屈曲运动程度常见的记录方法是记录弯腰双手下垂时手指到站立地板的垂直距离,如"患者屈曲至指尖距地面 10cm 以内",代表胸、腰椎和髋关节运动的总和。正常小于 10cm(图 14-3-10)。也可以记录为"患者的脊柱屈曲后指尖达胫骨中段或达到某个部位"。患者向前低头,双上肢下垂,躯干前弓,正常手指与所站立地板之间距离小于 10cm,前屈约 90°。也可测定中立位 T_{12} 到 S_1 棘突间的距离,正常移动度为 7~8cm(图 14-3-11)。

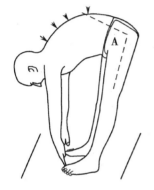
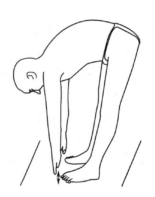
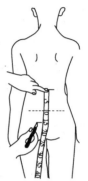

图 14-3-9 腰椎屈曲运动检查,躯干与下肢夹角 A 约 90°　　图 14-3-10 腰椎屈曲程度检查　　图 14-3-11 腰椎屈曲运动检查,T_{12} 棘突到 S_1 棘突间的距离

2. 腰椎后伸运动 检查时患者站立位,双手扶臀部,尽量后伸躯干,正常后伸约 30°(图 14-3-12)。

3. 腰椎侧屈运动 站立双足稍分开,尽力使躯干弯向一侧,正常侧屈左右各约 30°(图 14-3-13、图 14-3-14)。

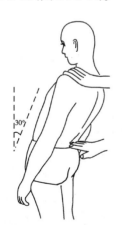
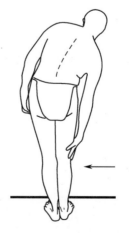
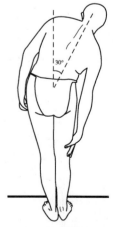

图 14-3-12 腰椎后伸活动度检查,正常后伸范围为 30°　　图 14-3-13 腰椎侧屈检查　　图 14-3-14 腰椎侧屈活动度检查,正常左右各为 30°

4. 腰椎旋转运动　患者坐立,固定骨盆,嘱患者分别左右旋转胸腰椎,测定旋转后双肩连线和骨盆横径连线之间的成角,正常约为 30°(图 14-3-15)。S₁ 棘突距离正常移动度为 7~8cm。

5. Beevor 征　怀疑胸椎运动神经根功能障碍时,嘱患者双手置于头后枕部,在屈膝位坐起,在坐起过程中如出现肚脐向一侧偏斜为 Beevor 征阳性,则提示对侧腹肌肌力减弱、此侧腹肌无对抗,表明胸神经根受到骨赘或肿瘤压迫,也可见于脊髓灰质炎、脊神经管闭合不全(图 14-3-16)。

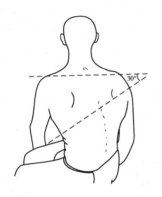

图 14-3-15　腰椎旋转活动
度检查,正常左右各为 30°

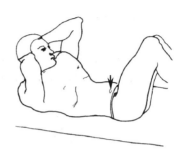

图 14-3-16　胸段运动神经功能检查

第四节　颈椎常见疾病的检查

一、颈椎病

颈椎病是颈椎间盘退变本身及其继发性改变刺激或压迫邻近组织,并引起相应的临床症状和体征,其主要病理改变在于椎间盘退变。临床检查由于分型不同,临床表现也不同。

(一) 颈椎病分型

1. 颈型颈椎病　多见于青壮年,低头工作或学习后出现,以颈部的酸、胀、不适为主,查体可见颈部呈伸直位,生理曲度减小或消失,棘突或棘突间有压痛,影像学检查示颈椎曲度的改变。

2. 神经根型颈椎病　是由于颈神经根受到刺激和压迫引起。表现为明显的颈部疼痛,椎旁肌肉压痛,棘突或棘突间叩击痛。神经根性症状表现为与受累节段脊神经分布一致的疼痛,根性肌力减弱,腱反射改变,早期活跃,中后期减退或消失,神经根牵拉试验和颈椎间孔挤压试验阳性。影像学检查提示颈椎曲度改变,颈椎不稳和骨刺的形成,MRI 可显示出脊髓和神经根受累的部位和程度。

3. 脊髓型颈椎病　是由于脊髓受到压迫或刺激出现脊髓功能障碍,表现为感觉、运动、反射和排便功能障碍,锥体束体征和肢体麻木,反射障碍。生理反射异常,肱二头肌反射、肱三头肌反射、桡骨膜反射、膝反射和跟腱反射亢进,浅反射减弱或消失,排便功能障碍,屈颈试验阳性。影像学检查示椎管矢径小于正常,椎管与椎体的矢状径之比 <0.75,椎体呈梯形变,骨质增生,硬膜受压和脊髓信号的改变。

4. 椎动脉型颈椎病　表现为椎底动脉供血不足和自主神经症状,进一步的检查包括

MRI 和血管造影术。

(二) 颈椎病检查

1. 颈椎病检查 ① Hoffmann 试验,检查者一手持患者腕关节,一手中指和示指夹持患者中指并稍上提使腕关节处于轻度过伸位,然后以拇指迅速弹拨患者中指指甲,由于中指指深屈肌腱受到牵拉而引起其余四指的轻微掌屈反应,则为 Hoffmann 征阳性(图 14-4-1A)。②动态 Hoffmann 试验,在患者伸屈颈部时 Hoffmann 试验检查(图 14-4-1B)。

2. 颈椎病检查 ① Lhermitte 试验,被动屈曲患者头部,使下颌抵胸,如果患者诉颈椎以下疼痛或感觉异常则试验结果为阳性(图 14-4-2A);②桡骨骨膜反射(图 14-4-2B);③踝阵挛(图 14-4-2C);④颈椎病手,手指伸屈不灵活,活动次数减少,正常人 10 秒可做 20 次(图 14-4-2D)。

3. Spurling 试验 患者取坐位,检查者手放在患者头顶,固定头并下压,或将患者的手向后位移,如果患者主诉肢体放射痛加重为阳性(图 14-4-3)。

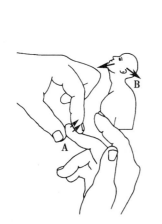

图 14-4-1 Hoffman 试验
A. Hoffman 试验;B. 动态
Hoffman 试验

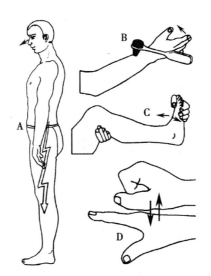

图 14-4-2 颈椎病检查
A. Lhermitte 试验;B. 桡骨膜反射;
C. 踝反射;D. 颈椎病手

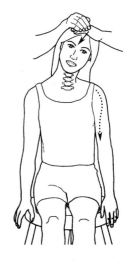

图 14-4-3 颈椎病 Spurling 试验

4. 牵拉试验 患者坐位,手放在患者的颌下,另一手放在头后,稍抬患者的头以牵引颈椎,如果患者主诉根性病痛减轻或消失为阳性,其机制是通过增大神经孔减轻患者压迫症状(图 14-4-4)。

5. 颈椎病 X 线片检查

(1) 要注意颈椎前屈角度,正常是均匀的前屈,前屈减少可能是位置错误,也可能是肌肉保护性挛缩所致或是半脱位(图 14-4-5)。

(2) 颈椎侧位 X 线片检查:观察上下椎体之间的关系,椎体前、后缘连线,正常情况下是一光滑连续的弧线,如不连续,提示颈椎有半脱位或脱位(图 14-4-6)。

(3) 颈椎 X 线检查:观察椎间隙和相邻椎体边缘,了解有无椎间隙狭窄及椎体前、后缘的突起,椎体融合是典型的强直性脊柱炎的表现(图 14-4-7)。

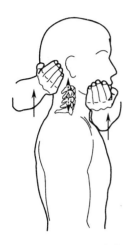

图 14-4-4 颈椎病牵拉试验

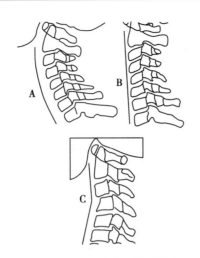

图 14-4-5 颈椎病 X 线片检查

A. 正常颈椎前屈；B. 颈椎生理前屈弧度消失；C. 颈椎半脱位

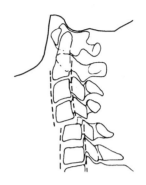

图 14-4-6 颈椎侧位 X 线检查

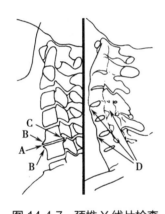

图 14-4-7 颈椎 X 线片检查

A. 椎间隙减小；B. 椎体前缘骨质增生；C. 椎体后缘骨质增生；D. 颈椎融合，椎间隙消失

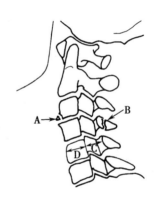

图 14-4-8 颈椎 X 线片检查

A. 椎体前下缘骨折；B. 棘突骨折；C. C_5 椎管矢状径；D. C_5 椎体矢状径

（4）颈椎 X 线片检查：椎体前方骨赘骨折提示过伸性损伤，棘突骨折提示屈曲性损伤，脊髓空洞症引起椎体破坏，椎管扩大，C_5 椎管矢状径不能超过椎体的矢状径（图 14-4-8）。

（5）枢椎齿状突上段：在类风湿关节炎时，可见齿状突向上移位。于寰椎后结节（S）和前弓（A）划一直线，该线与 C_2 齿状突起始点（P）的垂直距离 <11.5mm 为异常（图 14-4-9）。

（6）颈椎椎前间隙观察：观察椎体前方食管阴影，移位扩大提示结核脓肿、血肿和肿瘤（图 14-4-10）。

（7）颈椎动力位 X 线片检查：在过伸、过屈位摄颈椎侧位 X 线片观察颈椎的稳定性（图 14-4-11）。

（8）颈椎前后位检查：观察椎体的形状和外形，肿瘤和骨折引起

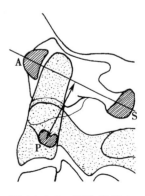

图 14-4-9 枢椎齿状突上段的测量

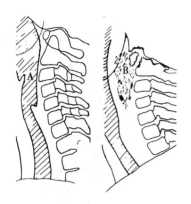

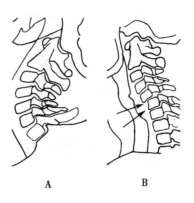

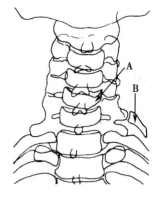

图 14-4-10 颈椎椎前间隙检查
A. 正常椎前阴影；B. 椎前阴影增
宽并有骨质破坏

图 14-4-11 颈椎动力位 X 线片
检查提示 C_{5-6} 不稳

图 14-4-12 颈椎前后位

的椎体楔形变（图 14-4-12A）及颈肋（图 14-4-12B）。

（9）寰枢椎张口位：张口的位像可示：①环枕关节（图 14-4-13A）；②寰枢关节（图 14-4-13B）；③寰椎侧块（图 14-4-13C）；④齿状突（图 14-4-13D）；⑤齿状突基底部骨折（图 14-4-13E）。要观察齿状突的外形和寰椎两侧的距离是否一致，还要注意先天性齿状病变。

（10）颈椎椎管矢状径检查：怀疑脊髓型颈椎病，可测定 PAVLOV 值，检查椎管矢状径（A）和椎体矢状径（B）的比例，正常 A/B≥1，若 <0.8 提示发育性椎管狭窄，同样的方法也适用于腰椎（图 14-4-14）。

（11）颈脊髓矢状径检查：怀疑颈椎病行 MRI 和（或）CT 横断面检查，计算脊髓横径（B）和矢状径（A），若 A/B<0.4，提示严重的脊髓受压（图 14-4-15）。

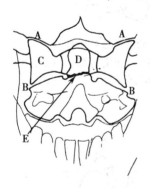

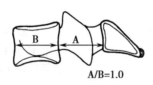

A/B=1.0

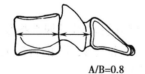

A/B=0.8

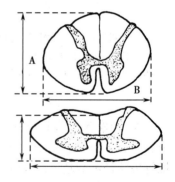

图 14-4-13 寰枢椎张
口位

图 14-4-14 颈椎椎管矢
状径检查

图 14-4-15 颈脊髓矢状径检查

二、胸廓出口综合征

胸廓出口综合征是由于通过前中斜角肌的臂丛和锁骨下动脉、静脉受到压迫引起的一组临床综合征。检查可发现：①臂丛神经受压的表现：患侧肩及上肢疼痛、无力、前臂和手的感觉异常、肌肉瘫痪及萎缩，锁骨上区有压痛，并向前臂放射；②血管受压体征：患侧上肢上举时感觉肢体发冷、颜色苍白、动脉搏动减弱，Adson 征、Wright 征和 Roos 征阳性；③电生理检查异常；④影像学检查有助于发现畸形和异常。

1. 胸廓出口综合征 由于前中斜角肌间隙狭窄引起锁骨下动脉和臂丛下干受压，表现为：手指缺血改变，湿冷，苍白，萎缩（图 14-4-16）。双手病变往往提示雷诺病。

2. 牵拉试验 牵引患者上肢，桡动脉波动发生变化，该试验阳性提示（图 14-4-17）。但要除外血管闭塞性疾患、由于各种原因造成的间隙狭窄。

3. Adson 试验 患者坐位，伸肘、肩外展 90°，检查者一手触及患者桡动脉，嘱患者将头转向被检查侧，然后头向后伸、同时深吸气屏住呼吸。若桡动脉搏动减弱或消失为阳性（图 14-4-18）；患者呼出气以后，视前方，下垂手指再次触及桡动脉脉搏，前后对比观察桡动脉搏动变化情况（图 14-4-19）。

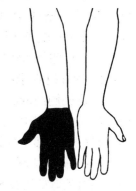

图 14-4-16 胸廓出口综合征的检查

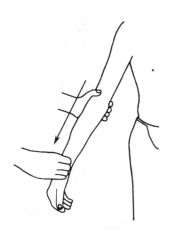

图 14-4-17 牵拉试验

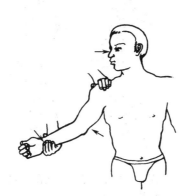

图 14-4-18 Adson 试验（一）

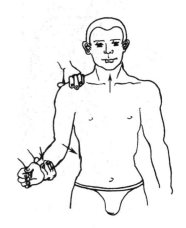

图 14-4-19 Adson 试验（二）

4. Wright 试验 患者坐位，检查者站在受检侧，一只手触及桡动脉。让患者的头转向对侧，同时以旋转方式抬起下颌，再转向受检侧。让患者深吸气并屏住呼吸。如果症状加重，或不能触及桡动脉搏动为阳性（图 14-4-20）。

三、特发性脊柱侧凸症

特发性脊柱侧凸症常见于青少年。详细的体格检查是制订正确治疗方案的首要步骤，具体检查包括：①视诊，观察双肩和胸廓是否对称，两侧髂嵴是否在同一平面，双下肢是否等长；侧面观察颈、胸、腰椎生理曲度是否正常，常见的曲度改变有胸椎后凸增大、腰椎前凸增大和前凸消失以及骨盆的前倾程度改变；背面观察皮肤有无异常及腰椎前屈，观察背部是否对称，同时要观察行走步态。②分别检查脊柱的前屈、后伸、侧屈和旋转活动，并记录疼痛出现时脊柱的

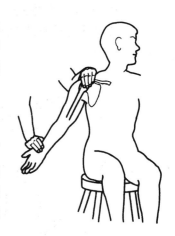

图 14-4-20 Wright 试验

屈曲度数和屈曲姿势。③依次触压棘突、棘间韧带、腰骶关节、横突、椎旁肌、骶髂关节并记录压痛部位。④神经系统检查包括运动、感觉、反射异常。⑤特殊检查有直腿抬高试验和加强试验、克尼格征、压颈试验、骨盆挤压和分离试验等。⑥呼吸差检查,在乳头平面一下、剑突上方测量极度吸气与呼气后的胸廓周径变化,正常人不少于5cm。

1. 脊柱侧凸的观察 观察脊柱侧弯:①椎体旋转(图14-4-21A);②椎间隙扩大(图14-4-21B);③肋骨扭曲(图14-4-21C)。

2. 脊柱侧凸的测定 测定脊柱侧凸角度,可动态监测侧弯进展程度。Cobb法是常用的方法:原发性侧弯上端椎上缘线和下端椎下缘线,分别做垂线,测量两垂线的夹角即Cobb角,为侧凸的角度。同样方法测定椎体后凸的角度(图14-4-22)。

3. Capasso法测定脊柱侧凸的角度 上端椎与下端椎连线,和上端椎与顶椎的连线夹角为a,脊柱侧弯的度数S=4a(图14-4-23)。

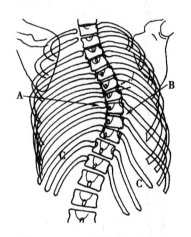

图 14-4-21 脊柱侧凸的观察

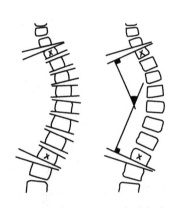

图 14-4-22 Cobb法测定脊柱侧凸的角度

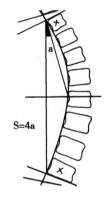

图 14-4-23 Capasso法测定脊柱侧凸角度

4. Risser征 观察髂嵴骨骺发育情况(图14-4-24)。

5. 婴幼儿脊柱侧凸的监测 观察婴幼儿侧凸顶椎两肋角的角度,>20°提示可能有进展(图14-4-25)。

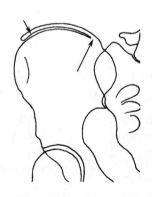

图 14-4-24 Risser征

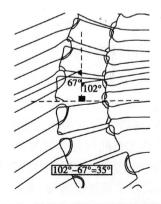

图 14-4-25 婴幼儿脊柱侧凸进展的监测方法

四、腰椎间盘突出症

腰椎间盘突出症是一组由于椎间盘变性,纤维环破损造成髓核脱出,突向椎体后方和侧后方,压迫脊神经根和脊髓产生的综合征。临床查体:①脊柱侧凸,活动受限;②腰肌痉挛,棘突间、椎旁压痛与放射痛;③神经系统功能异常,包括运动、感觉和反射的改变;④直腿抬高试验和加强试验;⑤股神经牵拉试验;⑥屈髋伸膝试验;⑦颈静脉压迫试验;⑧影像学检查有 X 线片、CT 和 MRI;⑨肌电图检查。

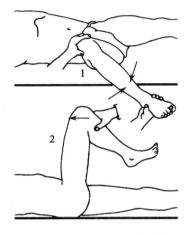

1. 腰椎间盘突出与髋部疾病鉴别 怀疑腰椎间盘突出时应常规检查髋关节,因为腰椎间盘突出和髋关节疾患容易混淆。①髋屈曲 90°时内外旋髋关节出现疼痛提示为骨关节炎;②屈髋屈膝出现疼痛提示骨关节炎(图 14-4-26)。

2. 直腿抬高试验 从水平位逐渐抬高患肢,观察患者的面部表情,并确认是腰腿痛而不是腘绳肌紧张,麻木和放射性疼痛提示神经根受侵犯(图 14-4-27);直腿抬高超过 60°

图 14-4-26 屈髋屈膝试验

出现疼痛,腰痛提示中央型椎间盘突出,腿痛提示外侧突出,同时注意腿痛要超过膝关节平面(图 14-4-28)。

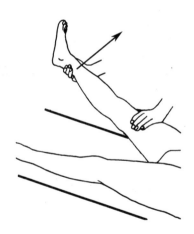

图 14-4-27 直腿抬高试验检查法

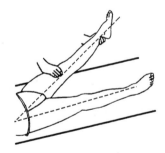

图 14-4-28 直腿抬高试验

3. 直腿抬高试验的加强试验 直腿抬高试验后,放低患肢,使疼痛消失(图 14-4-29A);然后背伸足背,若出现病痛和麻木,提示加强试验阳性(图 14-4-29B);在同一抬腿高度,屈曲膝关节(图 14-4-29C);用拇指深压神经引发疼痛和麻木,提示神经根受压(图 14-4-29D)。

4. Aird 试验 患者坐立于床边,双小腿下垂,分别抬高小腿,观察出现疼痛和麻木时小腿高度和膝关节屈曲角度,试验结果同直腿抬高试验(图 14-4-30)。

5. 腰椎扭转试验 怀疑有椎间盘突出时双手下垂旋转脊柱,观察脊柱旋转是否引发疼痛(图 14-4-31)。

6. 反 Lasegue 试验 怀疑有椎间盘突出时,患者俯卧,被动屈曲膝关节(股神经受到牵

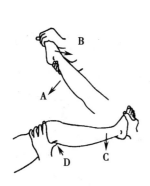

图 14-4-29 直腿抬高试
验的加强试验

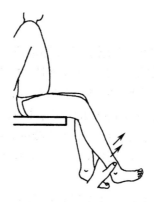

图 14-4-30 Aird 试验

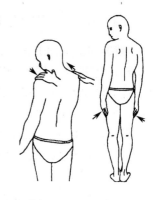

图 14-4-31 腰椎扭转试验

拉)时出现疼痛,提示可能存在高位腰椎间盘病变(图 14-4-32);屈膝并过伸髋关节疼痛加重,提示高位腰椎间盘病变(图 14-4-33)。

7. 腱反射检查 怀疑有腰椎间盘突出时应进一步检查神经功能,踝反射减弱或膝反射减弱或消失,提示 L_4 或 S_1 神经根受累(图 14-4-34)。

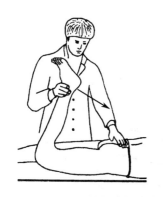

图 14-4-32 股神经牵拉试验

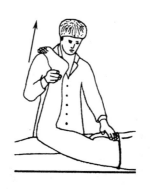

图 14-4-33 髋关节过伸试验

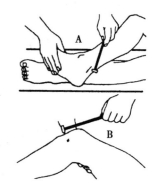

图 14-4-34 腱反射检查
A. 踝反射;B. 膝反射

8. 抗阻力试验 抗阻力试验包括:①趾肌力检查:嘱患者背屈踝关节,检查者用力阻抗双侧趾屈或跖屈检查双足背伸肌或跖屈肌肌力,若背伸肌力减弱或无力则提示 L_5 神经根受累,跖屈肌力减弱或无力提示 S_{1-2} 神经受累及(图 14-4-35);②双足肌力检查:检查者双手环绕患者足并嘱患者分别背伸、跖屈、内翻、外翻踝关节以检查踝关节各方向运动肌力(图 14-4-36),同时要检查股四头肌。

9. 足部感觉检查 怀疑有腰椎间盘突出时应检查足背外侧皮肤感觉变化。感觉减退提示 S_1 神经根受累,而袖套样麻木则提示糖尿病性神经功能障碍和周围血管疾病(图 14-4-37)。

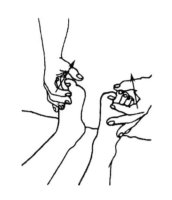

图 14-4-35 趾屈、伸肌力检查

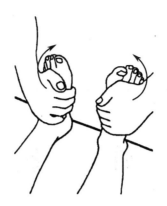

图 14-4-36 椎间盘突出双足外翻肌力检查

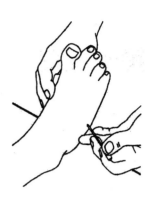

图 14-4-37 足部感觉检查

（王光林 高 宏 石小军）

第十五章

骨 盆

第一节 视 诊

检查女患者时,应有家属或其他医护人员在场。

一、常规内容

观察皮肤色泽、纹理,有无淤血、瘀斑、色素沉着、毛发分布异常、血肿、脓肿、瘢痕、溃疡、窦道、创面,有无会阴部、大腿根部真菌感染,有无肌肉萎缩、痉挛、异常包块、隆起,臀沟是否对称等。

二、骨性结构

骨盆平面是否平行、对称,站立时双下肢及躯干有无倾斜,有无畸形、强迫体位等(图15-1-1、图 16-1-1~ 图 16-1-3)。

三、步态

1. 正常步态 步态是一循环进行的周期活动过程,按传统的分期法为两个期,足完全着地的站立期和下肢向前运动的摆动期。站立期占正常周期的60％(双足着地的双站立期在常速行走时约占25％,速度愈快,所占比例愈小);摆动期占40％。每期可分成几个小阶段。跨步时躯体向触地负重足侧倾斜,对侧骨盆抬高,触地时,双侧骨盆平衡,处于水平位(图 15-1-2)(步态分析详见第十九章)。

2. 疼痛步态 患肢负重时疼痛,步态表现不稳,患肢触地相缩短,双足触地相延长。

3. 肢短步态 一侧肢体短缩 <3cm 时可以通过骨盆倾斜代偿而不出现跛行,短缩超过3cm 时骨盆、躯干向患侧倾斜、摆动,患侧较健侧步距小。

4. Trendelenburg 步态(鸭步) 由于髋外展肌无力,行走时健侧骨盆下降和患侧肩倾斜,骨盆倾斜增大以代偿躯干的高度倾斜,通过对侧侧腹肌调节以恢复平衡。躯干向着地侧倾

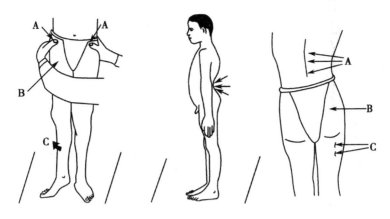

图 15-1-1 骨盆的视诊

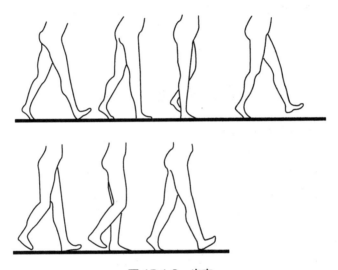

图 15-1-2 步态

斜成为摇摆步态。双侧髋外展肌无力时,发生双侧摇摆步态,称为鸭步。见于脊髓灰质炎、先天性髋关节脱位、髋部疼痛等患者(图15-1-3)。

5. 扶臀挺腰步态 患者手撑住患侧臀部,躯干后仰,挺腰鼓腹行走,身体重心移至髋关节后方,借助髋关节前方肌肉与髂股韧带的紧张来保持平衡,多见于臀大肌瘫痪(图 15-1-4)。

6. 强直步态 一侧髋关节伸直位强直时,患者需要转动骨盆才能使患肢向前跨步。双侧髋关节强直时,需转动骨盆,并借助膝、踝关节的摆动才能跨出一小步。一侧膝关节

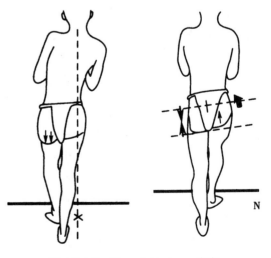

图 15-1-3 Trendelenburg 步态

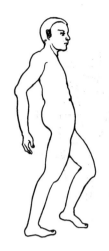

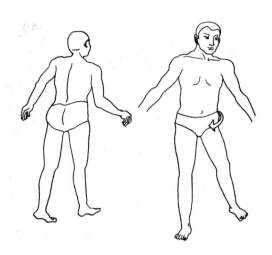

图 15-1-4 扶臀挺腰步态   图 15-1-5   强直步态

伸直位强直时,健侧足跟踮起,患侧骨盆升高,患肢向外绕一弧形才能跨出一步(图 15-1-5)。

第二节 触   诊

嘱患者放松,对骨盆周围的软组织及骨性结构进行触诊,触诊顺序从远离患处的周围向中心进行。

1. 局部皮肤温度、湿度 局部炎症时皮温可升高,注意与健侧对比。炎症、骨折时局部触压可诱发局部疼痛,对确定病变部位有重要意义。

2. 触摸软组织质地、紧张度,有无肿块、囊肿,以及肿块、囊肿的大小、质地、活动度、与肢体位置的关系等,对病变的性质、预后做初步评估。

3. 了解有无骨缺损、骨质包块等表现。

4. 在盆腔内巨大肿瘤、脓肿、骨盆骨折尤其是尾骨骨折等损伤时,直肠指诊是必不可少的检查方法(图 15-2-1)。

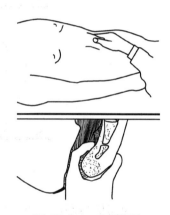

图 15-2-1   直肠指诊

第三节   动诊和量诊

主要检查骶髂关节的活动度。骶髂关节前后方有大量的韧带附着,十分牢固,正常情况下活动度很小,如出现较明显的活动伴疼痛,提示有病变。站立位检查时,患者双足分开15cm,检查者站在患者后方,检查髂骨在骶骨上的活动性。坐位时检查骶骨在髂骨上的活动性。

1. 站立位前屈检查 检查者以双手拇指放在患者髂后上棘处,活动过程中始终保持拇指与髂后上棘的接触。让患者尽可能前屈,观察两侧髂后上棘的活动,正常两侧活动应该是相等的。如果受限,先活动的一侧即为活动减少的一侧(图 15-3-1)。如果患者存在腘绳肌紧张,会出现假阳性。

2. Stork(Gillet,Marching)试验　站立位检查。检查者以同侧拇指放在患者髂后上棘下，另一手拇指放在髂后上棘内侧，嘱患者屈髋屈膝90°以检查髂后上棘相对骶骨的活动。对侧重复，比较两侧的活动度（图15-3-2）。

3. 站立位背屈检查　检查者双手拇指放在患者两侧髂后上棘内侧，让患者尽可能后屈，观察拇指是否向前移动（图15-3-3）。

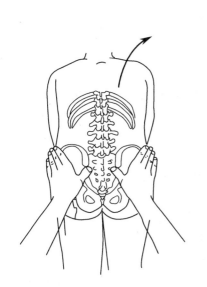
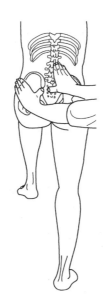
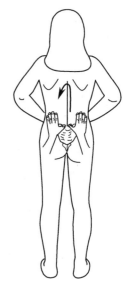

图15-3-1　站立位前屈检查　　　　　图15-3-2　Stork试验　　　　　图15-3-3　站立位背屈检查

4. 坐立位前屈检查　患者双足着地，直腰坐在椅子上。检查者以双手拇指放在患者髂后上棘下，让患者尽可能前屈，观察两侧髂后上棘的相对活动，先活动的一侧可能是活动性减少的一侧（图15-3-4）。

5. 骶骨后前方弹压检查　患者俯卧，检查者以手掌做接触点放在骶骨后面中部，向前直接按压骶骨直到不动为止，检查骶骨前后活动性（图15-3-5）。

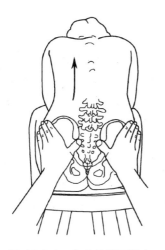
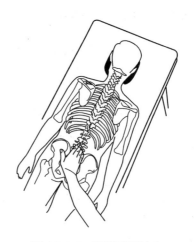

图15-3-4　坐立位前屈检查　　　　　　图15-3-5　骶骨弹压检查

第四节　听　诊

下肢骨传导音（Hueter 征）的接收部位在耻骨联合处。将听诊器听头贴于耻骨联合上，分别叩击两侧髌骨，骨传导音减弱或消失提示耻骨联合至髌骨之间骨的连续性破坏。

第五节　特殊检查

一、骨盆平面的测量

双侧骨盆位于同一水平面上。测量双侧髂前上棘或髂嵴最高点连线与水平面的夹角，正常情况下不超过 5°。超过 5° 提示有骨盆倾斜。

二、骨盆骨折体征

1. Coopernail 征　会阴部、阴囊、阴唇等部位出现淤血、瘀斑为阳性。
2. Destot 征　在腹股沟上或阴囊部位出现大血肿。
3. Earle 征　直肠指诊时，骨折端或骶尾骨前方的血肿可以被扪及。
4. Roux 征　患者仰卧，测量大转子到耻骨棘的距离，发生骨折一侧的距离比对侧增加，在双侧都有骨折时，结果意义不大。
5. 直接按压试验　在耻骨联合上直接施加压力可在骨折处诱发疼痛。
6. 骨盆挤压试验　患者仰卧，检查者双手置于两侧髂骨翼上向中间挤压，可诱发骨折处疼痛（图 15-5-1）。
7. 骨盆分离试验　患者仰卧，检查者双手交叉，置于两侧髂前上棘，向两侧施力，可诱发骨折处疼痛。注意用力不可太大，否则可加重原有损伤。

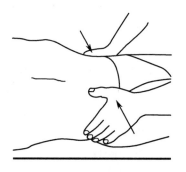

图 15-5-1　骨盆挤压试验

三、髂胫束、臀肌挛缩的体征

1. Ober 试验　患者取健侧卧位，屈髋屈膝 90°，检查者一手固定骨盆，另一手握住患侧踝关节，在髋关节外展情况下，尽量将髋关节过伸，然后松开踝关节，患侧下肢不能下落为阳性。提示髂胫束挛缩引起髋关节屈曲外展畸形（图 15-5-2）。多见于先天性髂胫束挛缩、臀肌挛缩症。

2. 髋内收试验　患者健侧卧位，上方肢体屈膝 90°，在尽量内收髋关节的同时屈曲髋关节，在屈髋过程中膝关节若在其中任何一点不能触及下方肢体或床面为阳性（图 15-5-3）。提示阔筋膜张肌、臀肌挛缩。

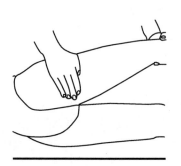

图 15-5-2　Ober 试验

3. 弹响试验　患者侧卧位，将上方肢体尽量内收，并屈

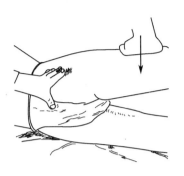
图 15-5-3　髋内收试验

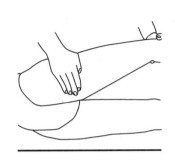
图 15-5-4　弹响试验

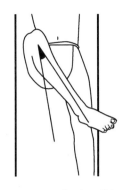
图 15-5-5　"二郎腿"征

髋、屈膝,大转子部出现弹响为阳性(图 15-5-4)。多见于臀肌挛缩症,是大转子后缘挛缩的臀大肌束在屈髋时,滑动弹向大转子前方所致。

4. "二郎腿"征　患者坐位时,不能翘"二郎腿"为阳性(图 15-5-5)。多见于髂胫束挛缩、臀肌挛缩症。

四、骶髂关节检查

1. 床边试验(Gaenslen 试验)　有两种检查方法:一种是患者仰卧,双手抱健侧膝关节屈髋、膝关节,患侧大腿垂于床缘外,检查者一手按住健侧膝部,一手按压患侧使大腿后伸,扭转骶髂关节,出现疼痛为阳性;提示骶髂关节疾患(图 15-5-6)。另一种是患者健侧卧位,双手抱健侧膝关节极度屈曲,检查者一手按住患侧臀部,一手握住患肢踝部,使该侧髋关节极度后伸,出现疼痛为阳性,提示骶髂关节疾患。

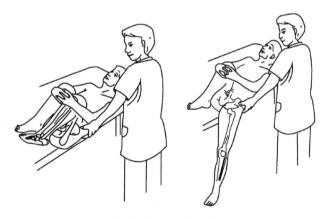
图 15-5-6　床边试验

2. Yeoman 征　患者俯卧,检查者一手按在骶部,一手握住患肢踝部向上提,使该侧髋关节极度后伸,屈膝达到 90°,使髋关节后伸,如果骶髂关节出现疼痛,提示骶髂关节疾患,如果髋关节出现疼痛,提示髋关节疾患(图 15-5-7)。

3. 4 字试验(Patrick 或 Fabere 试验)　患者仰卧,健侧下肢伸直,患肢屈膝并屈曲外展外旋髋关节,将患侧足踝部放至健侧膝关节上。检查者一手固定健侧骨盆,一手向下压迫患侧

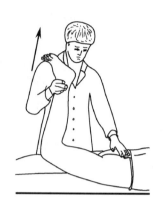

图 15-5-7　Yeoman 征

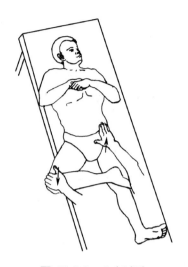

图 15-5-8　4 字试验

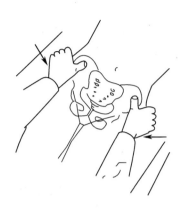

图 15-5-9　骶髂关节分离试验

膝关节,诱发疼痛为阳性。提示可能存在骶髂关节病变,如果轻轻压迫膝关节就能引起疼痛,则提示可能患侧髋关节存在病变(图 15-5-8)。

4. 骶髂关节分离试验　患者仰卧,检查者双手放置于患者双侧髂嵴的前外侧,双手向中线压迫骨盆,出现骶髂关节处疼痛为阳性(图 15-5-9)。

5. 髂骨压迫试验　患者侧卧,检查者双手置于上方髂骨翼上向下施加压力,诱发疼痛者为阳性。提示存在骶髂关节病变或髂骨翼骨折(图 15-5-10)。

6. Erichsen 试验　患者俯卧,检查者双手放于骶骨后方,向中心部位施加压力,诱发骶髂关节处疼痛为阳性,提示病变位置在骶髂关节而不是髋关节,对于病变的定位比较有意义(图 15-5-11)。

7. 膝肩试验(斜扳试验)　患者仰卧,检查者一手按住患侧肩部,一手将患侧髋、膝关节完全屈曲,并将膝关节向对侧按压,骶髂关节出现疼痛为阳性(图 15-5-12)。

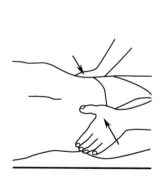

图 15-5-10　髂骨压迫试验

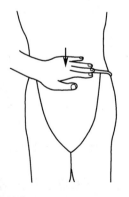

图 15-5-11　Erichsen 试验

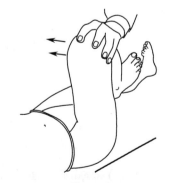

图 15-5-12　膝肩试验

8. Neri 征　患者站立时向前弯腰,引起患侧膝关节屈曲为阳性,主要见于腰骶及骶髂关节疾患(图 15-5-13)。

9. Squish 试验　患者仰卧,双下肢伸直,检查者双手置于髂前上棘和髂骨翼顶部,以 45°向下压,诱发疼痛为阳性,提示骶髂关节后方韧带病变(图 15-5-14)。

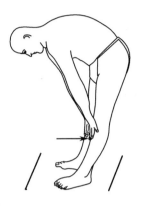

图 15-5-13　Neri 征

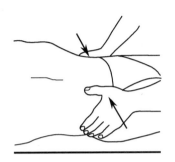

图 15-5-14　Squish 试验

(杨　静　康鹏德　郝　鹏)

第十六章

髋　部

第一节　视　诊

检查时患者站立位或卧于硬板床上进行，左右对比，观察髋前后有无肿胀、畸形；观察臀部、大腿、小腿肌肉有无萎缩，肢体长度是否对称。对于能行走的患者，还需要观察站立姿势、行走步态以及有无骨盆倾斜。

一、局部表现

观察髋部有无红肿、隆起、静脉怒张、窦道、瘢痕、肌肉萎缩、畸形和臀部皮肤皱褶等情况。结合触诊比较双侧髋前上棘和髂嵴是否对称。不对称时应考虑是否有脊柱畸形、髋内翻或髋外翻畸形或双下肢不等长情况，髋内翻患者，大转子异常突出；先天性髋关节脱位患者，臀部异常后突起时腰椎前凸增加。髋部视诊应在卧位和站立位两种体位下进行。

1. 卧位检查　髋部肿胀多见于髋关节和(或)周围软组织急性炎性疾病。检查腹股沟及臀部有无脓肿和窦道，并初步确定脓肿、窦道是否来自脊柱或骨盆；髋关节慢性感染使髋关节处于屈曲、内收、内旋畸形；有时为了区别髋的屈曲畸形和腰椎代偿性前凸，须让患者卧于硬板床上，以观察腰段是否前凸，如腰段空虚，检查者的手可以插入腰椎柱后方。

2. 站立位检查

(1) 髋部站立位前方检查：①观察骨盆有无倾斜：髋关节内收或外展畸形、肢体短缩、脊柱侧弯等原因均可引起骨盆倾斜(图 16-1-1A)。②观察有无肌萎缩：肌萎缩常见的原因有继发于慢性感染、失用性肌萎缩、脊髓灰质炎后遗症(图 16-1-1B)。③髋部旋转畸形：常见于髋关节骨关节炎(图 16-1-1C)。

(2) 髋部站立位侧方检查：检查有无腰椎前凸增大，任何程度的腰椎前凸增大都提示髋关节屈曲僵硬畸形(单侧或双侧)(图 16-1-2)。

(3) 髋部站立位后方检查：①检查有无脊柱侧凸：脊柱侧凸可继发于骨盆倾斜如髋关节内收畸形等(图 16-1-3A)；②臀肌萎缩：失用性、慢性感染等(图 16-1-3B)；③窦道瘢痕：常见

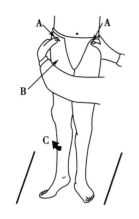

图 16-1-1 髋部站立位
前方检查

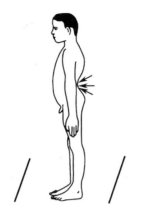

图 16-1-2 髋部站立位
侧方检查

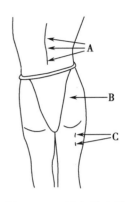

图 16-1-3 髋部站立位
后方检查

于慢性感染、结核(图 16-1-3C)。

二、步态检查

检查时应从前方、侧方和后方观察步态。步态分析需要有一定的临床经验,要试图去评估步幅和行走中每一侧足着地所用时间以及引起疼痛可能的原因、关节僵硬程度、肢体是否有短缩、臀肌肌力是否正常等因素。拖步步态或顿步步态(足底以一种非常有力的方式着地行走)见于外伤后脊髓损伤综合征患者,行走时双足间距加大(详见第十九章)。

三、髋关节畸形

髋关节畸形常见于先天性疾病如髋内翻、髋外翻畸形、先天性髋关节脱位。臀肌挛缩系后天性疾病,其他如急慢性化脓性髋关节炎、髋关节脱位、髋部骨折而产生多种畸形。

1. 髋关节屈曲、内收、内旋、畸形 髋关节后脱位时,患肢短缩,活动受限并弹性固定,呈现为屈曲、内收、内旋畸形(图 16-1-4)。

2. 髋关节屈曲、外旋、外展畸形 髋关节前脱位时,患肢短缩,弹性固定,并呈现为屈曲、外旋、外展畸形(图 16-1-5)。

3. 髋关节屈曲内收挛缩畸形 髋关节急性或慢性感染的早期,患者出现局部肿胀、压痛、松动、屈曲、内收、内旋畸形,因该体位髋关节腔容积最大,改变体位会引起关节囊内压力增加,疼痛加重。晚期关节囊挛缩而产生屈曲内收挛缩畸形。

4. 髋内收畸形 先天性髋内翻时出现无痛性跛行、大转子增大,特别是髋外展活动受限。

5. 髋外展畸形 先天性外展性挛缩,由于外展肌群挛缩,患肢呈外展位,肢体较健侧长。

四、肢体短缩

(一)肢体短缩

检查髋关节和下肢有无短缩非常重要。真性短缩患者,受累侧肢体实际长度短于对侧肢体,可能由于股骨转子间以上或近端病变(图 16-1-6A)或转子间以远病变所致(图 16-1-6B)。

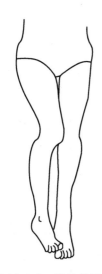

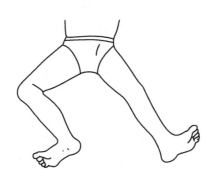

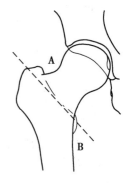

图 16-1-4 髋关节屈曲、内收、内旋畸形

图 16-1-5 髋关节外展、外旋、屈曲畸形

图 16-1-6 肢体缩短髋部病变部位鉴别

(二) 真性短缩

1. 肢体真性短缩股骨转子间以上的原因如下。

（1）髋内翻：如股骨颈骨折、股骨头骨骺滑脱、Perthes 病、先天性髋内翻（图 16-1-7A）。

（2）关节软骨消失：由于感染、关节炎所致（图 16-1-7B）。

（3）髋关节脱位：如继发于发育性髋关节脱位（图 16-1-7C）。

2. 股骨转子间以远肢体真性短缩的检查 膝、髋关节屈曲，双足跟并拢，然后比较双膝关节的位置：①提示胫骨短缩（图 16-1-8A）；②表示股骨短缩（图 16-1-8B）。

3. 肢体真性短缩的股骨转子间以远最常见原因 胫骨陈旧性骨折、股骨陈旧性骨折、骨骼生长发育受影响（如脊髓灰质炎、骨或关节感染、骨骺损伤或部分遗传性疾病等）（图 16-1-9）。

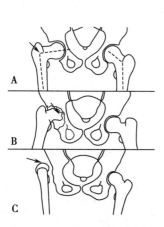

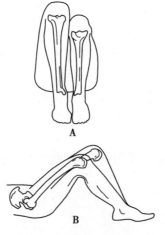

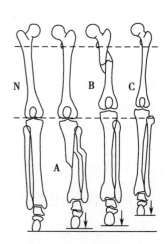

图 16-1-7 肢体真性短缩股骨转子间以上常见原因

图 16-1-8 股骨转子间以远肢体真性短缩的检查

图 16-1-9 肢体真性短缩股骨转子间以远常见原因

（三）相对短缩

一侧肢体过长而另一侧肢体相对短缩非常少见。可因血管过度增生而刺激骨骼的生长所致（如儿童长骨骨折以后、骨肿瘤）、髋外翻（如脊髓灰质炎后遗症）。有时外观短缩但肢体实际长度并未发生改变，是由于髋关节的内收挛缩所致，可以通过骨盆倾斜来代偿。一侧肢体的短缩可以被另一侧足的足跟抬起代偿，或通过对侧膝关节屈曲代偿，但在多数情况下有骨盆倾斜代偿肢体不等长，而骨盆倾斜又被腰椎侧凸代偿。

第二节 触 诊

1. 髂嵴触诊 患者仰卧位，检查者双手伸开拇指触及双侧髂嵴、示指放在腰部检查髂嵴高度是否对称。髂嵴高度不对称见于下肢长度不对称、骨盆倾斜或骶髂关节异常。

2. 髂前上棘 检查者双手呈倒八字，拇指放于耻骨支上，余指指腹触及的最突出部即是髂前上棘。髂前上棘左右高度不对称可能是由于髂骨旋转、髂前下棘撕脱或曾有过髂骨取骨术所致（图 16-2-1）。

3. 耻骨结节 用手指触摸双侧耻骨结节是否对称，有无分离及上下错位。正常耻骨结节可有触痛，如果左右高度不对称或前后方向不对称，可能存在骶髂关节半脱位或脱位；如果距离不等或分离，可见于外伤性耻骨联合分离（图 16-2-2）。

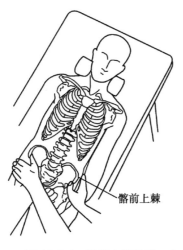

图 16-2-1 髂前上棘触诊

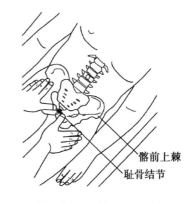

图 16-2-2 耻骨结节触诊

4. 大转子 检查者手置于髂嵴，沿骨盆外侧向远侧触及到一小的平台，此时手掌置于大转子顶部确定其高度。正常大转子顶点与耻骨结节平齐。高度的不同可能由于髋部骨折或骨折畸形愈合、发育性髋关节脱位或其他先天性异常。大转子突出部压痛可能存在大转子滑囊炎或梨状肌综合征。如果在患者负重位检查大转子高度不等，则可能是由于下肢不等长所致（图 16-2-3）。

5. 坐骨结节触诊 触及坐骨结节区检查局部是否由压痛，若该处有压痛或可触及囊性肿物即提示有坐骨结节滑囊炎存在。运动伤时由于发生腘绳肌起点损伤，局部可出现压痛，

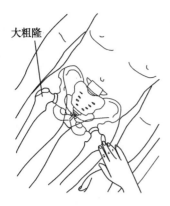

大粗隆

图 16-2-3　大转子触诊

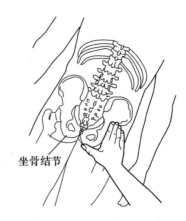

坐骨结节

图 16-2-4　坐骨结节触诊

特别是儿童(图 16-2-4)。

6. 髋关节前方触诊　手指置于腹股沟韧带下、股动脉外侧股骨头上方,检查是否有局部压痛。然后内外旋下肢,有时可触及髋关节内发出的咔嗒感(图 16-2-5)。

7. 内收肌起点触诊　触及长收肌的起点,在运动损伤时(长收肌扭伤)和髋关节骨关节炎内收肌挛缩时局部可有触痛(图 16-2-6)。

8. 髂腰肌止点触诊　触及小转子后外旋下肢,在运动伤时由于髂腰肌扭伤此处可有压痛(图 16-2-7)。

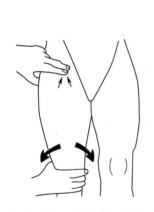

图 16-2-5　髋关节前方触诊

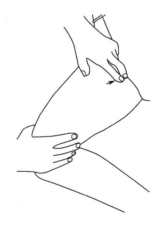

图 16-2-6　内收肌起点触诊

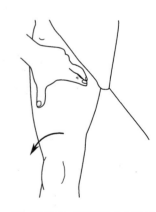

图 16-2-7　髂腰肌止点触诊

9. 股三角　位于腹股沟以远、大腿前内侧,三角底边为腹股沟韧带,外侧为缝匠肌的内缘 1/2,内侧边为长收肌。三角底由外向内依次为髂肌、腰大肌、耻骨肌等组成,三角浅部有股动脉、股静脉、股神经。当患者下肢处于屈曲、外展外旋位时可触及上述结构(图 16-2-8)。

10. 缝匠肌　缝匠肌是人体最长的肌肉,屈髋、屈膝、外展、外旋髋关节在大腿内侧可触及该肌(图 16-2-9)。

11. 长收肌　在患者下肢外展并同时抗内收力时,在大腿近段内侧可触及长收肌肌腱(图 16-2-10)。

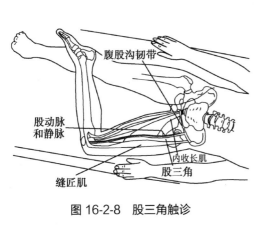

图 16-2-8 股三角触诊

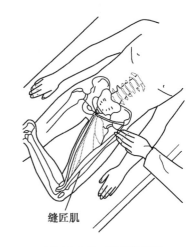

图 16-2-9 缝匠肌触诊

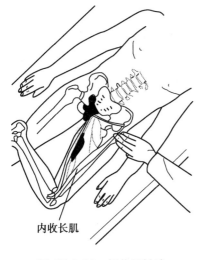

图 16-2-10 长收肌触诊

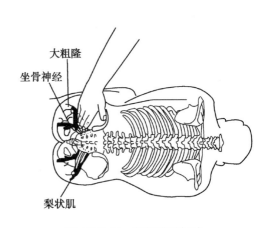

图 16-2-11 梨状肌的触诊

12. 梨状肌 梨状肌起自骶骨前面,出坐骨大孔止于大转子后部。在髂后上棘与尾骨尖之间画一连线,该连线中点至大转子尖连线表示梨状肌下缘。因坐骨神经在梨状肌下缘或上缘或肌腹间穿出,故梨状肌痉挛时可压迫坐骨神经出现症状,此时可触及呈条索状的梨状肌(图 16-2-11)。

第三节 叩诊和听诊

1. 轴向叩击试验 患者仰卧,下肢伸直轻轻叩击足跟或大转子处,如出现髋部疼痛,则应怀疑股骨颈嵌插骨折或其他异常,此时应进一步摄 X 线片排除或明确骨折或其他异常。

2. 骨传导音检查 听筒放在耻骨联合上,用中指如叩诊一样对比敲打两侧髌骨,除嵌入性骨折外,骨折侧有明显的骨传导音减弱。

第四节 动诊和量诊

一、髋关节伸直运动检查

1. 髋关节主动伸直功能检查 患者仰卧位,将患侧髋关节屈曲,嘱其将患肢放回检查床以检查髋关节主动伸直功能。

2. 髋关节伸直功能检查 检查髋关节较小的伸直功能丧失,特别是另外一侧功能正常时。让患者翻身俯卧,检查者一只手固定骨盆。分别抬起双侧下肢,然后对比双侧下肢活动幅度。正常后伸范围:5°~20°。仅伸直功能丧失是髋关节融合最早出现的体征(图 16-4-1)。

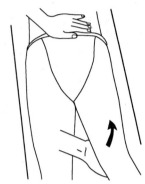

图 16-4-1 髋关节伸直功能检查

3. 髋关节伸肌检查 臀大肌连接股骨和髂胫束,是最强有力的伸髋肌。伸髋肌检查时患者俯卧并伸直膝关节情况下(图16-4-2)或在侧卧位屈膝伸髋消除重力情况下抬高检查侧大腿,并在屈膝关节的同时伸髋关节,在膝关节屈曲位时该动作由臀大肌单独完成。在髋关节伸直时予以一定的力阻抗出现疼痛见于臀大肌或腘绳肌痉挛或坐骨结节处滑囊炎,亦见于腰椎滑脱、椎间盘突出等。髋关节伸肌无力导致步行和直立姿势困难,爬楼梯和步行上坡受限(图 16-4-3)。

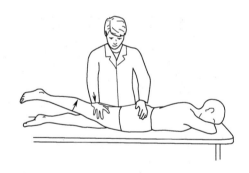

图 16-4-2 髋关节伸肌检查

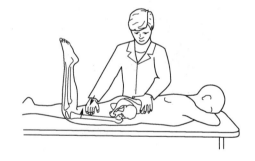

图 16-4-3 屈膝位髋关节伸肌臀大肌检查

二、髋关节屈曲运动检查

1. 髋关节主动屈曲运动检查 患者仰卧位,嘱其主动屈髋,膝关节尽可能靠向胸部,不会引起骨盆后部旋转。

2. 髋关节屈曲运动检查 健侧髋关节屈曲使腰椎前屈消失,并且稳定骨盆,让患者保持这一姿势。然后屈曲患侧髋关节,一只手检查在屈髋过程中有无骨盆进一步移动(图 16-4-4)。正常屈曲范围 >120°。髋关节屈曲范围的记录方式是:屈髋 30°~90°或屈曲固定畸形 30°,屈曲至 90°。

3. 髋关节屈肌检查 髋关节周围最有力的屈肌是腰大肌和髂肌,两者通过共同的肌腱止于小转子。缝匠肌、股直肌和阔筋膜张肌辅助髂腰肌屈髋。患者坐立位或仰卧位屈髋时

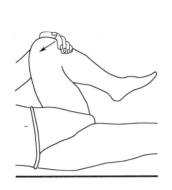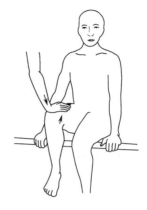

图 16-4-4　髋关节屈曲运动检查　　　图 16-4-5　髋关节屈肌检查

在膝关节正上方施以向下的力对抗屈髋或在侧卧位情况下,嘱患者轻抬上侧的腿并屈髋两种方法检查屈髋肌(图 16-4-5)。髋关节屈曲时出现腹股沟处疼痛可见于髂腰肌滑囊炎或腹部疾病。髋关节屈曲无力使患肢从坐立位站起、步行上坡、爬楼梯等动作困难。

三、髋外展活动检查

1. 在检查中如果有骨盆倾斜,将对髋关节的运动范围造成错觉,因此在检查前首先用示指和拇指抓住对侧髂前上棘,同时用前臂固定对侧骨盆。固定骨盆的另外一种方法是使对侧下肢置于检查床边并屈曲下垂,然后稳住检查侧髂前上棘使骨盆不发生移动。固定骨盆以后,向外移动下肢并记录移动范围(图 16-4-6~ 图 16-4-8)。正常外展范围 40°。在髋关节屈曲 90°位开始检查髋关节外展功能,在怀疑有髋关节骨关节炎或先天性脱位时这种检查有特殊的价值。

2. 髋关节外展肌检查　臀中肌是主要的外展肌,臀大肌和梨状肌辅助外展,股骨颈的存在增加了外展肌的力矩,从而加强臀中肌的功能。髋关节外展肌的功能并不是使大腿远离中线外移,而是在单侧下肢站立时阻止骨盆向站立侧大腿内收。检查时患者侧卧位对侧下肢略屈髋屈膝,检查侧髋关节中立位并伸直膝关节。检查者一手固定骨盆防止骨盆前后滚动,让患者抬起大腿,检查者在大腿远端予以一定的力对抗以检查臀中肌肌力。髋关节外侧

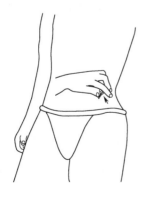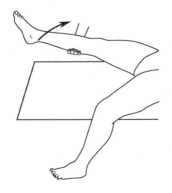

图 16-4-6　髋外展活动时　　　　图 16-4-7　髋关节外展活动检查
固定对侧骨盆

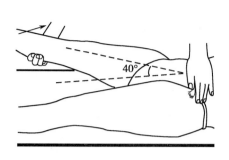

图 16-4-8 髋关节外展活动测量

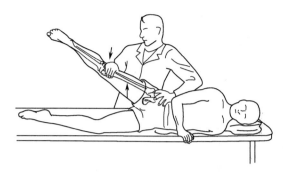

图 16-4-9 髋关节外展肌检查

疼痛导致外展受限可见于大转子滑囊炎(图 16-4-9)。臀中肌肌力下降导致髋关节外展无力，表现为典型的 Trendelenburg 步态。

四、髋关节内收运动检查

1. 髋关节内收运动检查　最好有一位助手抬起健侧下肢,使患侧下肢在完全伸直位内收时不受影响,不会发生阻挡。在无助手的情况下,可以在健侧下肢上方交叉来完成内收检查。将所检查的下肢轻度屈曲,在大多数情况下对检查结果的精确性影响不大(图 16-4-10)。如果髋关节是正常的,下肢可以越过对侧大腿。同样内收功能可以在髋关节屈曲 90°位开始进行检查(图 16-4-11)。正常内收范围 25°。

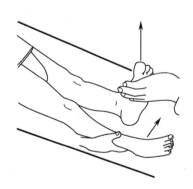

图 16-4-10 髋关节内收活动检查

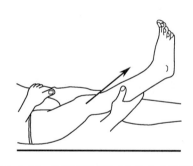

图 16-4-11 髋关节轻度屈曲位内收活动检查

2. 髋关节内收肌检查　髋关节内收肌有大收肌、长收肌、短收肌、股薄肌,而大收肌是最强大的内收肌。腘绳肌、臀大肌、耻骨肌和一些短外旋肌也参与内收。内收肌在内收髋关节的同时稳定骨盆,在行走时防止下肢外展滑移。内收肌的检查在患者侧卧脊柱、髋、膝关节处于中立位进行,嘱患者抬起检查侧下肢,检查者一只手在膝关节下面正上方施加一定的阻抗(图 16-4-12)。

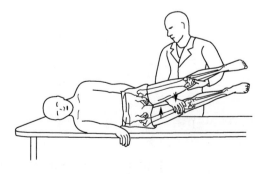

图 16-4-12 髋关节内收肌检查

五、髋关节内旋运动检查

1. 髋关节屈曲 90°位内旋运动检查　髋关节内旋功能检查通常在屈曲 90°位进行,检查者一只手握住膝关节以稳定屈曲的髋关节,然后向外移动足部使髋关节内旋(图 16-4-13)。正常髋关节屈曲 90°位内旋范围为 45°。

2. 髋关节伸直位内旋运动检查　更精确的检查方法应让患者俯卧,双膝关节屈曲,在此体位下容易对双髋关节内旋情况进行测量对比(图 16-4-14)。正常髋关节伸直位内旋范围为 35°。

3. 髋关节内旋肌检查　髋关节内旋肌有臀中、小肌、阔筋膜张肌,其中臀小肌、阔筋膜张肌是主要的内旋肌,髋关节内旋协同肌有半腱肌和半膜肌。髋关节内旋肌肌力比外旋肌肌力要小。内旋肌检查在患者坐于检查台双膝屈曲位,检查者一手握在患者踝关节上方,患者用力向外侧旋转小腿以远离对侧下肢。在对抗情况下出现疼痛常见于髋关节关节炎(图 16-4-15)。

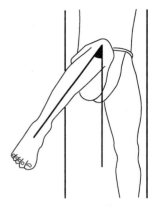

图 16-4-13　髋关节内旋运动测量

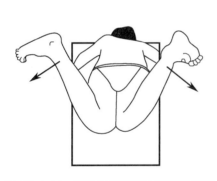

图 16-4-14　髋关节伸直位内旋运动检查

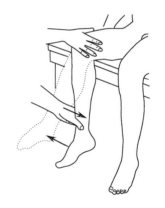

图 16-4-15　髋关节内旋肌检查

六、髋关节屈曲 90°位外旋运动检查

1. 髋关节屈曲 90°位外旋运动检查　髋关节位置同检查内旋时的位置相同,但在检查外旋时双足应向内移动(图 16-4-16)。同样的方法测量髋关节外旋。正常在 90°屈曲位时外旋范围为 60°,大多数髋关节炎性疾病时外旋受限(图 16-4-17)。

2. 髋关节外旋运动双侧对比检查　屈曲 90°位外旋位时,双腿交叉(一条腿置于另一条腿上方)时对双侧髋关节外旋幅度进行比较(图 16-4-18)。

3. 髋关节伸直位旋转运动检查　检查者手握住患者膝关节,分别内外滚动双侧下肢,可以对髋关节旋转功能进行大致比较(图 16-4-19)。伸直位下检查旋转功能,髋关节外旋范围测量以及双侧对比与前述方法一致。正常髋关节伸直位时旋转范围 45°。

4. 髋关节外旋肌检查　髋关节外旋肌包括梨状肌、闭孔内肌、闭孔外肌、上下孖肌,此外股方肌、耻骨肌也参与外旋。外旋肌检查在患者坐立于检查台双膝屈曲,检查者握住患者小

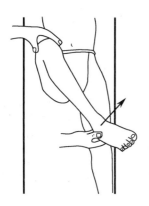

图 16-4-16 髋关节外旋
运动检查

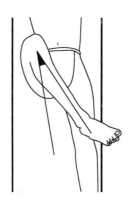

图 16-4-17 髋关节外
旋运动测量

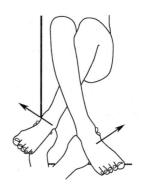

图 16-4-18 髋关节外旋
运动双侧对比检查

腿踝关节上方,向上、向对侧膝部旋转小腿或在患者仰卧位髋、膝关节处于中立位抵消重力的影响下让患者外旋下肢进行髋关节外旋检查(图 16-4-20)。

5. 梨状肌试验 该试验常用于在髋关节外旋中隔离梨状肌。患者仰卧位,髋、膝关节屈曲,检查者将患者大腿和膝关节推向内侧并让患者向检查者的胸部对抗用力,在此位置下用力外旋抵抗阻力,出现疼痛时为梨状肌试验阳性(图 16-4-21)。

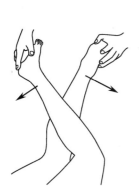

图 16-4-19 髋关节伸
直位旋转运动检查

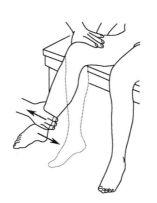

图 16-4-20 髋关节外旋肌检查

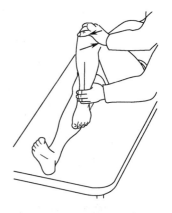

图 16-4-21 梨状肌试验

第五节 下 肢 测 量

一、下肢长度测量

1. 下肢长度测量时的正常位置 下肢长度测量时患者平卧于检查床,躯干肢体与床边缘平行,观察骨盆的位置必要时做相应的调整。正常人在此位置下双侧足跟在同一平面,前后髂嵴平面与检查床面成直角(图 16-5-1)。

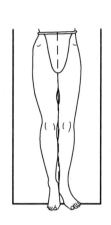

图 16-5-1 下肢长度测量时的正常位置

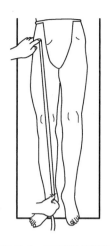

图 16-5-2 下肢长度的测量

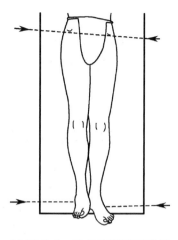

图 16-5-3 骨盆倾斜对下肢长度的影响

2. 下肢长度测量 将测量尺的金属头端置于髂前上棘,然后压住金属头端向后移动直到髂嵴下缘,这样可确保测量尺的头端与髂嵴接触,在此水平为固定测量点。确定上部测量点以后,测量该点至内踝尖或下缘的距离,两侧进行对比。可以重复多次测量,直到测得的数据一致为止(图 16-5-2)。注意有时骨盆畸形可影响测量结果(图 16-5-3)。

3. 股骨干长度的测量 股骨干长度的测量只能在较瘦的患者中进行,因为体形肥胖者不易触摸大转子。测量大转子尖至膝关节外侧间隙间的距离为股骨骨干的长度,测量结果双侧对比。

4. 双侧足跟间的距离 肢体如果有明显的真性短缩,双侧足跟就不在同一平面(双侧足跟间的距离就等于肢体长度的差异),骨盆不会倾斜,此时应测量双侧足跟间的距离(图 16-5-4)。

5. 下肢长度测量时双下肢位置摆放 当有髋关节内收畸形时,肢体长度的测量可以评估任何并存的真性肢体短缩。在测量之前,健侧肢体也应该摆放于与患侧肢体同样的内收位,然后测量双侧髂前上棘至内踝的距离(图 16-5-5)。

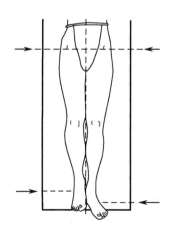

图 16-5-4 双侧足跟间的距离测量

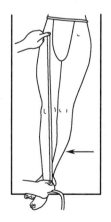

图 16-5-5 下肢长度测量时,双下肢应摆放在对称位置

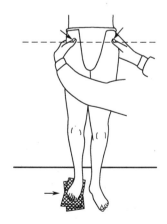

图 16-5-6 足底加垫法测量肢体短缩长度

6. 足底加垫法测量肢体短缩长度 真性肢体短缩可以通过在患侧肢体足底加垫的方法使髂前上棘或髂嵴处于水平位,并且臀沟呈垂直位;进一步在患者前屈时检查后侧髂嵴也处于水平位,此时所及衬垫的厚度即代表肢体短缩的长度(图 16-5-6)。

7. 下肢短缩的 X 线片测量 对直接测量有困难的患者,应在保持同一位置不动的情况下,摄双侧下肢全长 DR 片,这样可以进行双侧精确的对比。

二、股骨大转子向上移位的测量

股骨大转子向上移位的测量适用于诊断股骨颈骨折、髋关节脱位和髋关节结核或化脓性关节炎股骨头已被破坏时。检查方法有三种:

1. Shoemaker 征 在大转子尖和髂前上棘之间画一连线,向腹壁延伸。正常情况下,该沿线在脐或脐以上与中线交叉。如因伤或病使大转子上移,则此沿线在脐以下偏中线相交(图 16-5-7)。有时不一定画线,只要同时触摸两侧大转子尖端和髂前上棘,凭自己感觉即可测定。

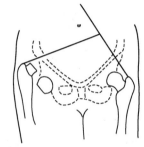

图 16-5-7 Shoemaker 征

2. Bryant 三角 患者仰卧,从髂前上棘画一垂线,再从大转子尖画一水平线,并将髂前上棘与大转子尖连成一线,即成一三角形。测量三角形的底线,正常约为 5cm,可与健侧对比(图 16-5-8)。如大转子尖向上移位,则此底线较健侧为短。

3. Nelaton 线 患者仰卧,髋半屈曲,在髂前上棘和坐骨结节之间画一连线。正常此连线通过大转子尖(图 16-5-9)。

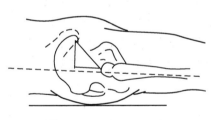

图 16-5-8 Bryant 三角

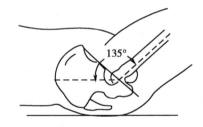

图 16-5-9 Nelaton 线

第六节 特 殊 检 查

1. Thomas 征 患者平卧于硬板床上,尽量屈曲健髋、健膝,双手抱住膝部,使腰椎平贴床面。正常对侧下肢不离床面,如对侧髋关节有屈曲畸形,该侧下肢即不能与床面接触,其翘起的角度即髋的屈曲畸形角度。另一种检查方法是检查者一只手置于腰椎后面,可检查在平卧时有无腰椎前屈增加,健侧髋关节完全屈曲时,用手可感觉到腰椎前屈完全消失。如果患侧髋关节从检查床上抬起,则表明该侧为髋关节屈曲挛缩畸形。任何功能丧失度应该进行测量和记录。该试验通常称之为 Thomas 试验(图 16-6-1)。

2. Patrick 试验 屈曲 90°位时髋关节外展范围会有一定程度的变化。屈曲 90°位检查

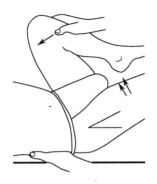
图 16-6-1　Thomas 试验

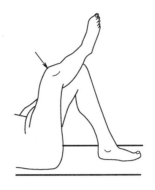
图 16-6-2　Patrick 试验

者用手使髋关节外展时,髋关节处出现疼痛为髋关节骨关节炎最早出现的体征。检查时(以右侧为例),屈曲双膝双髋关节,将右足置于左膝上,然后轻轻下压右膝关节。这一检查又称为 Faber 征(屈曲、外展、外旋)(图 16-6-2)。

3. Trendelenburg 试验　当单腿站立时,通过髋关节外展肌的作用将身体重心向站立侧偏斜,骨盆倾斜并且通常肢体悬空侧臀部抬高(图 16-6-3)。髋关节病患者骨盆倾斜会更大,如果骨盆向悬空侧倾斜低于水平线或不能维持该姿势达 30 秒钟,则为阳性(图 16-6-4)。此试验不适用于小于 4 岁的儿童,疼痛、协同或平衡能力较差者会出现假阳性。Trendelenburg 试验阳性见于:①臀肌麻痹或肌力减弱(如脊髓灰质炎、肌萎缩性疾病);②臀肌抑制(由于髋关节疼痛所致);③髋内翻所致臀肌肌张力下降;④发育性髋关节脱位。大约有 10% 的患者出现假阳性。

4. Duchenne 征　主要检查行走时身体是否向一侧倾斜、摇摆。如果行走时出现身体向一侧摇摆,这是因为患者试图通过转移身体重量至对侧髋部以减轻疼痛(图 16-6-5)。这种情况易与外展或 Trendelenburg 摇摆相混淆,通常可伴有 Trendelenburg 征阳性(图 16-6-4),但并非所有患者都出现。

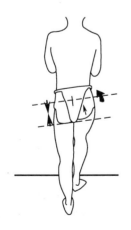
图 16-6-3　Trendelenburg 试验

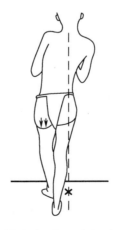
图 16-6-4　Trendelenburg 阳性

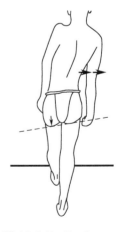
图 16-6-5　Duchenne 试验

5. Ortolani 试验 此试验必须在患儿完全放松的情况下进行,最好在患儿进食以后进行检查才具有临床价值。患儿屈髋,检查者手握住膝关节,拇指顶于大腿内侧,其余手指置于大转子处。将髋关节屈曲至90°,拇指和其他手指分别顶住大腿内侧和大转子,然后轻轻外展双髋关节。如果有髋关节脱位,当髋关节接近于完全外展位时可感觉到股骨头滑入髋臼内。当髋关节脱位时可触及弹动的声音,但是使关节脱位动作并不一定必须检查(图16-6-6)。注意:关节外展受限可能使髋关节有其他病变,并且为不可复位性脱位。Ortolani 试验阳性表明新生儿髋关节不稳定,且通常是使用矫形支具治疗的适应证。

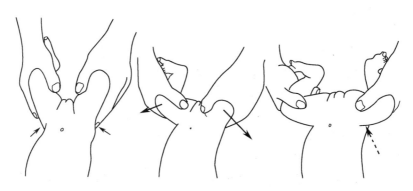

图 16-6-6 Ortolani 试验

6. Barlow 激发试验 如果 Ortolani 试验阴性,并不表明髋关节就稳定。为进一步确定可进行 Barlow 试验。检查者用一只手于耻骨联合和骶骨尖处固定骨盆,另一只手轻柔地向后方施压试图使髋关节脱位。应进行双侧检查。如果感觉到股骨头向后侧半脱位,则通过其余手指向前推动大转子或加大外展角度可能使股骨头复位(图16-6-7)。关节复位动作同样应手法轻柔。如果 Barlow 试验阳性(Ortolani 试验阴性),应每周检查一次,如

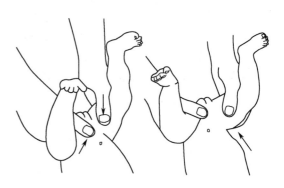

图 16-6-7 Barlow 试验

果超过3周髋关节持续不稳,则是使用矫形支具进行治疗的适应证,或进一步进行超声和 X 线检查。

7. 滚动试验 检查者用一只手横放于患侧大腿前侧,轻轻在内、外方向滚动大腿。在急性髋关节炎及可引起疼痛,并有活动受限(图16-6-8)。

8. 望远镜征 检查者一手固定骨盆,另一只手沿股骨轴线推拉大腿,肢体有异常移动提示该侧有发育性髋关节脱位(developmental dysplasia of the hip,DDH)(图16-6-9)。应进行双侧检查对比。

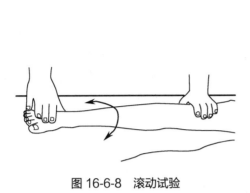

图 16-6-8　滚动试验

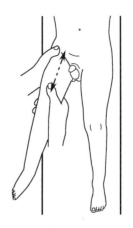

图 16-6-9　望远镜征

第七节　髋部常见疾病检查

一、发育性髋关节脱位

发育性髋关节脱位发生于围生期,主要为股骨头相对于髋臼的移位。新生儿髋关节不稳(neonatal instability of hip,NIH)指出生后的 5 天内发生的髋关节脱位,或容易引起髋关节脱位或在检查时表现为髋关节不稳的疾病状态。发育性髋关节脱位女孩多发于男孩,并且有家族遗传倾向,而且发病具有一定的地域分布特征,最常见于臀位分娩患儿,可同时合并有其他系统的先天性畸形。

(一) 新生儿和婴儿期发育性髋关节脱位的检查

1. 患儿会阴部增宽,双侧脱位者较单侧更为显著,患侧股内收肌痉挛。

2. 患侧髋关节活动受限　健侧下肢活动灵活,伸屈自如,而患侧常处于屈曲位,不愿伸直,无力,牵拉时可以伸直,当松手后又呈屈曲位,也可呈伸直位外旋或双下肢呈交叉位。少数髋关节呈僵硬状态,在牵动患肢时患儿出现哭闹。

3. 肢体短缩　单侧髋关节脱位时,患侧下肢短缩。

4. 臀部、大腿内侧或腘窝皮肤皱褶增多、加深,与健侧不对称,阴唇及臀裂斜向患侧,股骨大转子上移。

5. 牵动患侧下肢时,有弹响声或弹响感。

(二) 发育性髋关节脱位如何明确诊断

如发现上述临床表现可进一步做下列检查,以明确诊断。

1. 屈髋屈膝外展试验　正常新生儿或 2~9 个月的婴儿双髋、双膝各屈曲 90° 后,可外展双髋至 70°~90° 左右,若不能达到上述外展度,应怀疑有髋关节脱位。若只能外展至 50°~60°,则为阳性,40°~50° 为强阳性。若听到弹响后髋关节才能外展至 90° 者,表示脱位已经复位。检查必须两侧同时进行,这样既固定骨盆又可便于双侧对比。对髋关节活动受限和外展试验阳性者,应进一步进行 X 线检查。

2. Galeazzi 征　患儿仰卧,双髋、双膝各屈曲 90° 时,因髋关节脱位使患侧大腿短缩,所以患侧膝关节低于健侧膝关节,称 Galeazzi 征阳性。该检查只适用于单侧患者,不适用于双侧患者。

3. Ortolani 试验和 Barlow 激发试验。

4. 外观 单髋脱位的患儿,步态跛行,患侧肢体表现为轻微短缩并有外旋;双侧脱位者,站立时骨盆前倾,臀部后耸,腰部前凸明显,大腿后侧皮肤皱褶不对称,患儿站立时由于关节脱位,会阴间距增宽(图 16-7-1)。行走时由于代偿使腰椎前屈幅度增大。Trendelenburg 试验阳性并且行走时步态异常,肩关节摇摆幅度增大。单髋脱位患儿行走时向患侧倾斜,双髋脱位患儿呈左右摇摆蹒跚步态(图 16-7-2)。

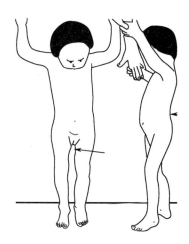 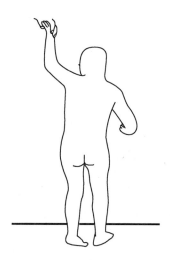

图 16-7-1 DDH 患儿会阴间距增宽,腰椎前凸增大

图 16-7-2 DDH 患儿行走时摇摆步态

5. 髋关节屈曲 90°位检查髋外展幅度,发育性髋关节脱位(DDH)时外展功能受限;双侧发育性髋关节脱位时外展受限更加明显(图 16-7-3)。双侧外展幅度相差 20°,或外展 <60°时有显著意义,有必要进行 X 线检查。此项检查应常规 3 个月进行一次,特别对于发育性髋关节脱位(DDH)高危患儿。

6. 尝试在患侧引出望远镜征。检查者一手固定骨盆,另一只手沿股骨轴线推拉大腿,肢体有异常移动提示该侧有发育性髋关节脱位(DDH)。任何时候都应进行双侧检查对比。

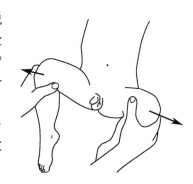

图 16-7-3 髋关节屈曲 90°位髋外展活动检查

二、外伤性髋关节脱位

髋关节是人体最大的杵臼关节,周围有强大的肌肉韧带附着,结构稳定,只有在强大的暴力作用下才能导致脱位。根据股骨头脱出的方向不同分为前脱位、后脱位和中心性脱位。最常见的是后脱位,约占 85%~89%。

1. 髋关节后脱位 脱位侧髋关节呈屈曲、内收、内旋短缩畸形。伤后由于髋部有血肿使臀部肿大。在臀部可触摸到向后上移位的股骨头。因股骨头向上移位,Shoemaker 征阳性,

Bryant 三角关系异常,股骨大转子在 Nelaton 线之上。被动活动髋关节时引起疼痛使肌肉痉挛。后脱位有时可合并有坐骨神经损伤。

2. 髋关节前脱位 脱位侧外展、外旋和轻度屈曲畸形位,患侧肢体较健侧肢体稍长。髋关节疼痛,关节功能完全丧失,被动活动时可引起疼痛和肌肉痉挛。髋关节前下方闭孔或腹股沟附近可触及脱出的股骨头。前脱位时,因大转子埋藏于肌肉深层,有时不易测出其位置关系变化。前脱位有时可合并有闭孔神经损伤。

3. 髋关节中心性脱位 髋部肿胀和剧烈疼痛,关节活动功能丧失。大转子处可见淤血。患肢短缩程度取决于股骨头突入骨盆的程度。应同时检查腹部内脏和盆腔脏器血管损伤情况。

髋关节脱位 X 线检查可明确股骨头移位和髋臼骨折;CT 可显示髋臼骨折类型和程度;螺旋 CT 三维成像可立体再现脱位及骨折情况。

三、股骨颈骨折和转子间骨折的检查

1. 股骨颈骨折 股骨颈骨折除少数嵌入性骨折外,患肢多呈典型的外旋畸形(一般外旋 40°~60°)。因骨折位于关节囊内,骨折远端由于关节囊和髂股韧带的稳定作用,附着于大转子的臀中肌、臀小肌和臀大肌以及附着于小转子的髂腰肌和内收肌的共同作用下,患侧肢体处于外旋畸形。如果外旋角度达到 90°,应怀疑股骨转子间骨折。患肢功能部分或完全丧失,腹股沟韧带中点下方有压痛,患肢有纵向叩击痛。股骨颈骨折除嵌入性骨折外,骨传导音均明显减弱。患肢可存在短缩,Bryant 三角底边较健侧缩短。外展嵌插性骨折,有时可屈髋关节或步行,仅感局部疼痛。容易被忽视或检查时动作过大时加大骨折移位。X 线检查可明确诊断。有时嵌插性骨折线隐匿,有局部疼痛时,应做 CT 检查明确。

2. 股骨转子间骨折 股骨转子间骨折属关节囊外骨折,因此有明显的血肿和皮下淤血,大腿根部显著增粗。压痛点位于大腿上端和大转子附近,旋转痛明显。除肿胀外,其他与股骨颈骨折相似。患肢处于外旋位,因骨折在关节囊外不受髂股韧带束缚,下肢外旋明显和大转子上移,肢体短缩较股骨颈骨折明显。纵向叩击痛和骨传导音减弱。X 线检查可明确诊断。

四、髋关节骨关节炎的检查

由于外伤或老年性退变,关节软骨逐渐磨损脱落。脱落的软骨在重力作用下通常堆积于关节囊内下方。受累髋关节早期外观无变化,当疼痛达到一定程度影响患肢活动后,可能出现髋关节周围肌萎缩或肌痉挛,严重者出现屈曲内收畸形。一般无肿胀,但过度活动后可出现轻度肿胀。关节周围可有压痛,内旋患髋时关节疼痛加剧,因为内旋可使关节囊容积缩小囊内压力增加;有时可出现 Thomas 征阳性,髋关节外展受限且外展时疼痛加重。关节活动无受限或部分受限,活动时可有摩擦音或摩擦感。早期无轴心叩击痛,后期骨赘增生过大时可有各个方向撞击痛。X 线检查可明确诊断。

(康鹏德 石小军)

第十七章

膝　　部

第一节　视　　诊

膝关节视诊检查可在膝关节伸直位和屈曲位下分别进行,视诊内容包括是否存在肿胀、皮肤色泽改变、皮下淤血、瘢痕窦道等,同时包括膝关节上下邻近部位的检查,并两侧对比。

一、膝关节肿胀

膝关节可能由于关节腔内过多积液肿胀。检查膝关节是否有肿胀时首先要和健侧对比,明确是全膝关节肿胀还是局部肿胀;是滑膜肥厚性肿胀还是关节腔积液肿胀。风湿、类风湿关节炎、早期关节结核多为全膝关节积液肿胀,而滑液囊肿等多为局部肿胀。关节滑膜肥厚呈现为梭形肿胀。

1. 膝关节局部肿胀　若有积液或滑膜增厚,髌骨内外侧间沟凹陷消失。膝关节肿胀范围不超过滑膜腔和髌上囊,提示积液(图17-1-1)。

2. 膝关节广泛肿胀　膝关节肿胀范围超出关节腔,提示感染(膝关节、股骨或胫骨)、肿瘤或较重的损伤(图 17-1-2)。

3. 滑膜增生肥厚　滑膜分泌关节滑液,过多的滑液表示滑膜病变。关节损伤引起滑膜炎常是由于滑膜挫裂伤所致;感染常直接引起炎症反应,导致滑膜分泌过多滑液;在类风湿关节炎和绒毛结节性滑膜炎,滑膜本身变得肥厚、功能紊乱,这两种疾病常伴有过多渗出;膝关节轻微损伤在许多情况下会伴有持久的渗液(外伤性滑膜炎)(图17-1-3)。

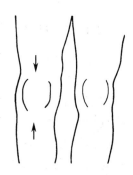

图 17-1-1　膝关节局部肿胀

4. 关节积血　膝关节出血常发生于绒毛结节性滑膜炎和急性损伤,半月板不含血管,因此半月板损伤一般不发生关节积血。但如果在半月板边缘发生裂伤,或伴随关节内其他结构损伤(如交叉韧带),可出现关节积血。

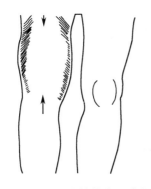
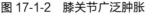

图 17-1-2 膝关节广泛肿胀

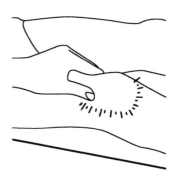

图 17-1-3 膝关节滑膜的检查

二、膝关节畸形

正常情况下,两膝的股骨内髁和两侧的胫骨内髁于伸直时相接触,若两侧股骨内髁分开,则为膝内翻;若两侧胫骨内髁分开,则为膝外翻。正常可有 1°~10° 的生理性外翻,女性可有 10° 以上的生理外翻。膝关节外翻角度超过生理外翻角时称为膝外翻,相反方向称为膝内翻。膝关节感染、创伤、骨骺发育异常、类风湿关节炎、佝偻病等均可导致膝关节畸形。

(一) 膝内翻

常见于儿童早期,由于异常生长引起,能自动纠正;极少数膝内翻是由累及胫骨干骺端的异常生长引起。需截骨术治疗。在成人,这种畸形常见由骨关节炎内侧膝关节间室狭窄引起,也可见于畸形性骨炎和佝偻病。较少见于类风湿关节炎,除非并发有骨关节炎。

1. 膝内翻 膝内翻需靠 X 线评估,患者负重站立照片,畸形最常见于骨关节炎和畸形性骨炎,也可见于类风湿关节炎,但类风湿膝外翻更常见(图 17-1-4)。

2. 膝内翻用手指作为标准测量膝间距离,患者最好站立,髌骨朝前以抵消髋旋转的影响。10~16 岁女性 <4cm,男性 <5cm 是正常的(图 17-1-5)。

3. 儿童膝内翻 佝偻病骺板宽大,不规则。在胫骨内翻,可见逐渐变尖的内侧干骺端边缘,注意出生 18 个月内发生膝内翻,摄片是不能发现异常的(图 17-1-6)。

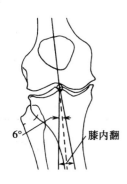

图 17-1-4 膝内翻

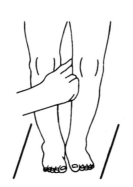

图 17-1-5 膝内翻的检查

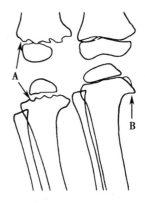

图 17-1-6 儿童膝内翻
A. 外侧骺板;B. 内侧骺板

（二）膝外翻

最常见于幼儿，常伴有扁平足。几乎所有患者到 6 岁能自行纠正。也可见于成年肥胖女性，是引起半脱位常见的原因；在成人，最常见于类风湿关节炎伴骨缺损和韧带松弛患者，也见于未治疗的外侧胫骨平台压缩骨折和许多神经瘫痪疾病因韧带松弛和干骺端生长异常引起的后遗症，可选择性应用截骨术治疗。

1. 成人膝外翻　成人膝外翻最常见于类风湿关节炎，也常见于青少年女性，测量最好拍摄患肢站立位负重 X 线片（图 17-1-7）。测量胫骨和股骨轴线之间的角度，可粗略评估外翻程度。正常成人可接受的角度约在 6° 内（图 17-1-8）（注意胫股角度实际上同用于评估髌骨不稳的 Q 角相同）。

2. 儿童膝外翻　注意是单侧或双侧，后者更常见，严重畸形要测量、记录两踝间距离（图 17-1-9）。测量时手握踝部使腿旋转直到髌骨正对前方，将两腿放在一起，膝部靠拢，测量踝间距离（正常膝踝都应接触）。不间断每 6 个月测量一次，用于检查进展。10~16 岁女性 <8cm，男性 <4cm 是正常的。

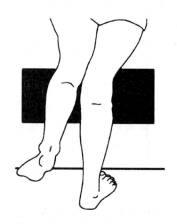
图 17-1-7　成人膝外翻的检查

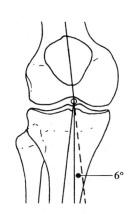
图 17-1-8　成人膝外翻

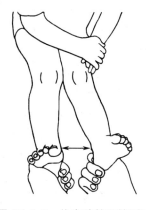
图 17-1-9　儿童膝外翻的测量

（三）膝反屈

膝过伸可由于前交叉韧带断裂引起，女孩多因练习芭蕾过度致胫骨骺发育延缓或未成年人穿高跟鞋引起。后者伴有髌骨过高，易发生复发性髌骨脱位。少见于先天性关节松弛、脊髓灰质炎和夏柯病（神经性骨关节病）（图 17-1-10）。

三、肌肉萎缩

膝关节器质性损伤或病变常导致膝关节活动受到障碍，引起股四头肌，特别是股内侧肌的萎缩，是膝关节器质性病变的标志（图 17-1-11）。

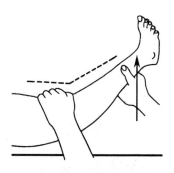
图 17-1-10　膝反屈的检查

四、膝部包块

膝关节周围包块可分为软组织包块和骨性包块。常见的软组织包块有腘窝囊肿、半腱

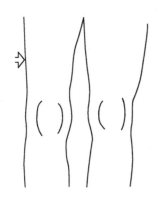
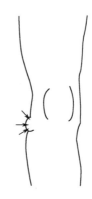

图 17-1-11 膝部肌肉萎缩　　图 17-1-12 半月板囊肿的检查

肌、股二头肌囊肿及关节间隙部的半月板囊肿；骨性包块常见的有骨软骨瘤、骨巨细胞瘤及骨肉瘤。

1. 半月板囊肿　半月板囊肿常位于关节边缘，触之较硬，深压时疼痛，同半月板破裂有关。外侧半月板囊肿最常见。膝关节内侧囊肿有时是鹅足腱鞘囊肿（图 17-1-12）。

2. 膝关节骨赘　明显的关节变宽和可能触及骨赘常见于骨关节炎，晚期胫股关节关节炎关节双侧间室受影响，但早期，关节内侧间室先受影响导致膝内翻畸形和内侧韧带松弛。

五、膝部皮肤异常

膝部皮肤红肿或皮下血管扩张常出现于膝关节周围骨肉瘤。膝关节附近皮肤窦道常为关节结核。皮肤色素沉着或花斑，多见于外用中药。

第二节 触 诊

触诊应分别在仰卧位和俯卧位、伸膝和屈膝状态下进行。触诊内容包括皮温变化、包块、骨性结构和软组织，以及血管搏动情况，是否存在压痛点等。同样两侧对比检查。

一、膝关节结构

首先清楚地辨别出关节间隙，屈膝寻找髌韧带两边的凹陷，正对于关节间隙之上，用示指或拇指触摸进一步证实，手指离开关节间隙向近端移动时应到达股骨髁，同样向远端移动，应是胫骨隆突（图 17-2-1）。

二、触压痛

膝部压痛点的检查应具有良好的解剖学知识。

1. 关节间隙触痛　沿关节间隙仔细推压，此区局部触痛最常见于半月板、侧副韧带和脂肪垫损伤（图 17-2-2）。

2. 侧副韧带触痛　系统检查侧副韧带上下附着点，淤血和肿胀是急性损伤的一个特点（图 17-2-3）。

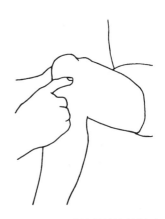

图 17-2-1 膝关节结构的触诊

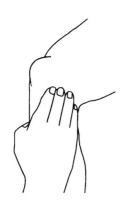 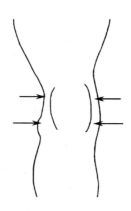 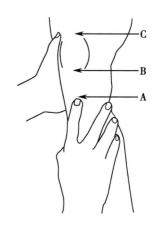

图17-2-2　膝关节间　　图17-2-3　侧副韧带　　图17-2-4　膝关节常见压痛点的触诊
隙触诊　　　　　　　的触诊　　　　　　　A.胫骨结节;B.髌骨下极;C.髌骨上缘

3. 膝关节常见压痛点　胫骨结节:在儿童和青少年,胫骨结节可有触痛,但在胫骨结节骨软骨病(奥-施病)有明显隆起、髌韧带撕脱骨折触痛特别明显;髌骨下极和近端髌韧带的触痛可见于髌骨骨软骨病;股四头肌腱触痛可见于股四头肌腱炎(图17-2-4)。

4. 髌韧带触痛　对疑有髌韧带异常的运动伤,抗阻力伸膝时检查髌韧带有无触痛。该检查最好将腿放在检查床边进行(图17-2-5)。

5. 股骨髁触痛　充分屈膝,在股骨髁上寻找触痛点,剥脱性骨软骨炎最常见于内侧股骨髁,因此应特别注意内侧(图17-2-6)。

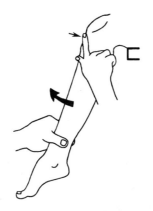 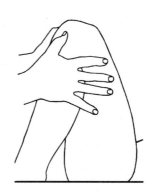

图17-2-5　髌韧带的检查　　　　图17-2-6　股骨髁的检查

三、关节积液

正常膝关节腔内有少量关节液,当膝关节损伤、感染、肿瘤和其他病变导致关节液超过10~40ml时称为关节积液。中等量关节积液时,浮髌试验呈阳性,少量关节积液时,可通过积液转移试验来检查。

1. 浮髌试验　①用示指和拇指挤出髌上囊内过多的积液,从膝上15cm处滑向远侧到髌骨上方,这将使髌骨从股骨髁上漂浮起来;②将另一手的拇指和其余三指指尖放在髌骨上,将其快速推向股骨,当髌骨碰到股骨髁时发出咔嗒声提示有积液存在(图17-2-7)。注意:如果髌骨倾斜或不稳定可得出假阴性结论,另外也要注意如果渗液太多或太少,都会得出阴性结论。

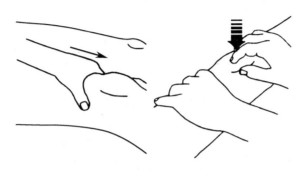

图 17-2-7　浮髌试验

2. 积液转移试验　用此方法可检出少量的积液,用上述浮髌试验的方法排空髌上囊。积液转移试验:挤压膝关节内侧使关节腔内过多滑液移向外侧;挤压膝关节外侧时仔细观察膝内侧,积液通过关节腔使内侧边又膨胀起来,但如积液太重,张力太大则可出现阴性(图17-2-8)。

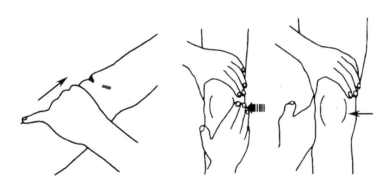

图 17-2-8　膝关节积液转移试验

四、滑膜肥厚

膝关节滑膜在正常情况下不能触及,多种病变可引起滑膜增生肥厚。当扪及滑膜增厚并有结节样活动性肿块,关节积液为深棕色或血性积液时多提示为绒毛结节性滑膜炎。滑膜增生肥厚可触及揉面感,提示为晚期膝关节结核。

膝关节滑膜的检查:捏起皮肤和放松的股四头肌腱,估计髌上囊内滑膜的厚度。滑膜在炎性疾病如类风湿关节炎和绒毛结节性滑膜炎时增厚(图17-2-9)。

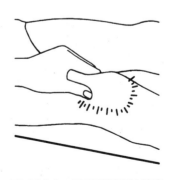

图 17-2-9　膝关节滑膜的检查

五、膝部包块

膝部包块可分为骨性的和软组织性两种。骨性包块常见的有骨软骨瘤、骨肉瘤、骨巨细胞瘤、骨赘等。软组织包块常见的有半月板囊肿、腘窝囊肿和膝关节前方、外侧和内侧的滑液囊增生，积液时均可扪及。

1. 膝关节骨赘　明显的关节变宽和可能触及骨赘常见于骨关节炎（晚期胫股关节骨关节炎关节双侧受影响，但早期，关节内侧先受影响，之后导致膝内翻畸形和内侧韧带松弛）（图 17-2-10）。

2. 腘窝的触诊　几乎所有以上描述的试验都是从前面检查膝关节，但不要忘记通过望诊和触诊检查关节后面，膝屈曲后腘窝表面放松，可以进行深部触诊（图 17-2-11）。

3. 腘窝部滑囊的触诊与透光试验　当伸膝时，半膜肌滑囊非常明显，两侧对比。滑囊检查时可以很小，尽管不一定表现阳性，但仍可尝试用透光试验检查（图 17-2-12）。注意半膜肌滑囊可继发于类风湿关节炎或其他关节病变。

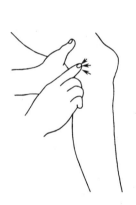

图 17-2-10　膝关节骨赘的检查

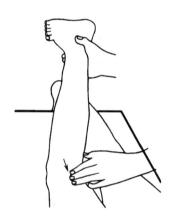

图 17-2-11　腘窝的触诊

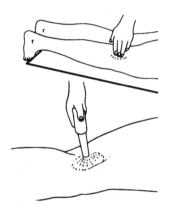

图 17-2-12　腘窝部滑囊的触诊与透光试验

六、膝关节摩擦和弹跳感

当膝部病变引起关节软骨破坏的缺失时，关节面不平整，膝关节屈伸活动过伸可扪及摩擦感，如膝关节退行性骨关节炎、类风湿关节炎、胫骨平台和髌骨髁部骨折关节面受到破坏等。半月板损伤或盘状半月板时可发生关节弹响和弹跳感。膝关节骨关节炎或关节内游离体时可出现关节交锁、弹跳及摩擦弹跳感。

1. 膝关节摩擦感　将手掌面放在髌骨上，拇指和示指放在关节缘，屈伸膝关节，能检出源于关节面损伤的捻发音，两侧对比，如有疑问，听诊膝关节，忽略孤立的髌骨弹响音（图 17-2-13）。

2. 髌骨推移试验　将髌股关节面向内侧推移，当关节面有病变时，如髌骨骨关节炎可发生触痛，将髌骨推向

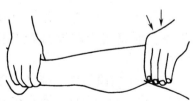

图 17-2-13　膝关节摩擦感的检查

外重复该试验,髌骨 2/3 的关节面用此方法可触及(图 17-2-14)。

3. 髌骨加压研磨试验　将髌骨向股骨髁处施压并向上、下、左、右推移髌骨,检查髌股关节软骨面是否光滑,有无摩擦感和疼痛。当髌股关节退变时,可触及粗糙磨砂样摩擦感,并伴有疼痛(图 17-2-15)。

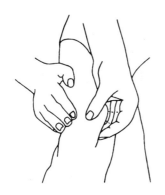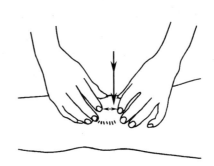

图 17-2-14　髌骨推移试验　　　　　图 17-2-15　髌骨加压研磨试验

第三节　动诊和量诊

膝关节伸直位为中立位,即伸直 0°;膝屈曲 120°~150°;过伸 5°~10°;充分伸膝记录为 0°,不能完全伸直的角度记录为伸膝缺失 X°(伸 –X°)。

一、膝关节伸直运动

1. 伸膝　尽量完全伸膝,充分伸膝时感存在弹性阻挡提示桶柄样半月板撕裂,固定屈曲畸形常见于膝关节疾病(图 17-3-1)。

2. 膝反屈　如膝伸直超过 0°,表示有膝反屈,抬腿同时将髌骨下压可证明,记录为 X°过伸(伸 +X°),常见于女孩,常伴有高位髌骨、髌骨骨关节炎、髌骨复发性脱位,偶见于前交叉韧带、内侧韧带和内侧半月板断裂。如果反屈严重,要检查其他关节,特别是肘、腕和手指关节过伸,注意 Ehlers-Danlos 综合征的可能(图 17-3-2)。

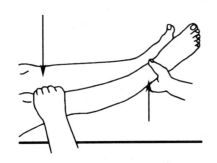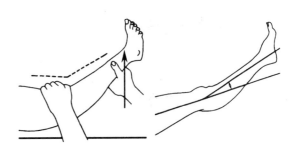

图 17-3-1　膝关节伸直运动检查　　　　　图 17-3-2　膝反屈角变的测量

膝关节在完全伸直位,无侧向活动;随着膝屈曲度的增加,可增加侧向活动和旋转活动。膝关节在伸直结束前数度内,有外旋交锁,使膝于完全伸直位得到稳定。从完全伸直位开始屈曲时,膝出现内翻,使膝解锁。

二、膝关节屈曲运动

1. 从膝伸直0°开始,测量屈膝角度,屈膝135°以上属于正常,但要两侧对比。许多原因可导致膝不能屈曲,最常见的原因是关节积液和关节疾病(图17-3-3)。

2. 跟臀距离测量 膝完全屈曲时对比测量足跟到臀部的距离,这是一个测量角度非常准确的方法(1cm约等于1.5°),必要时可每天或每周动态检查做对比(图17-3-4)。

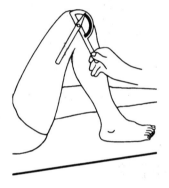

图 17-3-3 膝关节屈曲活动度的测量

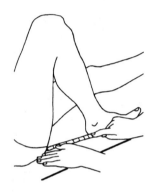

图 17-3-4 跟臀距离测量

3. 膝关节屈曲活动度 图17-3-5说明运动范围记录如下:0°~135°(正常范围)(图17-3-5A);+5°(伸)~140°(屈)(图17-3-5B);−10°~60°(固定屈曲畸形10°,再屈50°)(图17-3-5C)。

4. 膝关节病变时髋部的检查 检查膝关节时一定要检查髋关节,尤其有严重、诊断不清的疼痛时,因为髋关节常被认为是膝痛。髋关节可以在屈曲90°检查旋转功能,注意疼痛或活动受限情况(图17-3-6)。

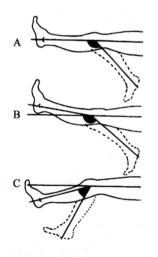

图 17-3-5 膝关节屈曲活动度的记录

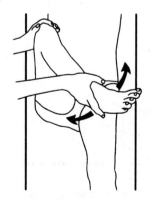

图 17-3-6 髋关节屈曲旋转活动检查

第四节　膝关节特殊检查

一、旋转挤压试验征（McMurray 征）

取仰卧位，检查者一手按住患膝，另一手握住踝部，将膝完全屈曲，足跟抵住臀部，然后将小腿极度外旋外展，或内旋内收，在保持这种应力下，逐渐伸直。在伸直过程中，如能听到或感到弹响声并伴有疼痛，即为半月板破裂，并按响声和疼痛出现的部位，推断破裂的部位。应注意假阳性，先天性盘状半月板或半月板增厚，也可同样出现响声，但一般不伴疼痛（图 17-4-1、图 17-4-2）。

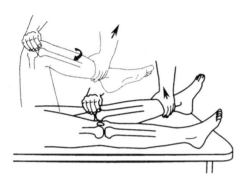
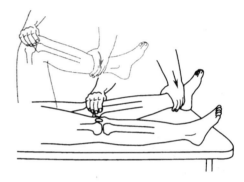

图 17-4-1　检查内侧半月板 McMurray 试验　　图 17-4-2　检查外侧半月板 McMurray 试验

二、抽屉试验

仰卧屈膝 90°，足平放于床面，检查者双手握住小腿上端，在旋转中立位、外旋 15°和内旋 30°三个体位上，分别向前、后推拉小腿，正常时可见胫骨髁轻度前后活动，在 0.5cm 左右。如前拉活动过大，即前交叉韧带断裂或松弛。如后推活动过大，即后交叉韧带撕裂或松弛。将检查结果与侧方应力试验结果综合分析。在膝关节中立位时，前或后抽屉试验阳性者，则称前后直向不稳定。将膝关节置于屈曲 10°~15°位进行试验，则可增加本试验的阳性率，有利于判断前交叉韧带的前内束或后外束损伤，称拉赫曼试验（图 17-4-3）。

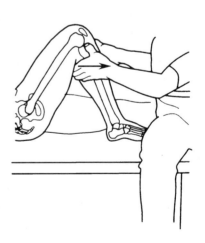

图 17-4-3　前抽屉试验

三、Lachman 试验

拉赫曼试验也用来检查胫骨前方不稳，检查时膝放松，屈曲 15°，检查者一只手固定股骨，另一只手向前提起胫骨，如胫骨向前移位（放在膝关节的拇指可检测到）则试验阳性（图 17-4-4）。

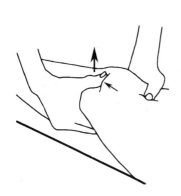

图 17-4-4 Lachman 试验

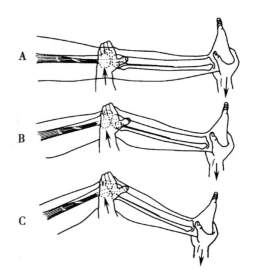

图 17-4-5 侧方应力试验

A. 伸直位;B. 屈曲 15°位;C. 屈曲 30°位

四、侧方应力试验

先将膝完全伸直,然后屈至 30°位,分别做膝的被动外翻和内收检查。双侧对比,若内侧疼痛,伴有侧方异常活动,提示内侧结构的损伤;外侧疼痛提示外侧半月板或关节面软骨可能有损伤。检查者向相反方向施以内翻应力,以检查外侧副韧带、关节囊及内侧半月板、关节软骨(图 17-4-5)。

五、轴移试验

用来检查膝关节有无一种突然错动的主观感觉。患者常常主诉在步行中于屈膝 20°~30°时,突然出现前后错动,疼痛并产生一种不安全感。轴移试验是通过体检使轴移现象再现的一种检查方法,其实质是屈膝时胫骨外髁突然向前半脱位,股骨外髁同时滑向胫骨外髁的后坡;而伸膝时又出现股骨外髁突然复位。轴移试验的方式很多,如 Macinotosh 试验、Jerk 试验、ALRA 试验、Losee 试验和 Bech 试验。

1. Losee 轴移试验　用于测定胫骨外侧髁向前半脱位:患者完全放松,髂胫束无张力,在膝部施加外翻力(图17-4-6A),同时将腓骨小头前推(图 17-4-6B),将膝部分屈曲,然后伸膝(图 17-4-6C),当接近完全伸直时,外侧胫骨髁向前半脱位会发出明显的撞击声(如果有旋转不稳时)。

2. Macinotosh 试验　检查胫骨外侧髁向前半脱位。检查者用一手握住患者足并使之内旋,同时完全伸直膝关节(图 17-4-7A);用力使膝关节外翻(图 17-4-7B),如果

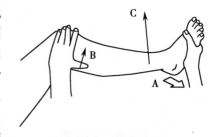

图 17-4-6 Losee 轴移试验

胫骨存在不稳定,在会引起胫骨外侧髁向前半脱位;然后屈曲膝关节(图 17-4-7C),在 30°位左右时脱位的胫骨复位并出现明显的反跳,则为该试验阳性。阳性提示前交叉韧带有异常,伴或不伴有其他病理改变。

六、关节穿刺

关节穿刺对关节炎的诊断与治疗有着重要意义,根据抽出关节液的量、颜色、透明度、黏稠度、糖、蛋白质含量、镜下检查及细菌培养情况,能较可靠地诊断并鉴别出关节炎的性质,若涂片或细菌培养阳性,不仅确定诊断,并可作为选择有效菌药物治疗的重要依据。同时还可以降低或减缓关节张力,减轻关节疼痛,减少关节破坏。关节穿刺吸引后,同时向关节内注入抗菌药物,可以达到早期治疗的目的。常用的穿刺部位是由髌骨外上角,自髌上向内下穿刺。操作顺序如下:

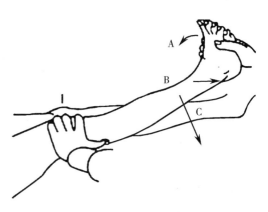

图 17-4-7　检查胫骨外侧髁向前半脱位 - Macinotosh 试验

1. 选好穿刺点后,在皮肤上作标记,严格的皮肤消毒及铺无菌巾单。

2. 术者戴好无菌手套,用 22 号注射针头在穿刺点用 1%~2% 普鲁卡因 2~3ml,先在皮内注射做一皮丘,而后缓缓注入皮下、筋膜和关节囊作局部浸润。

3. 用 14 号穿刺针头连接 20ml 注射器,自穿刺点进行穿刺,针头进入关节腔时,可有阻力消失有落空感,轻轻回吸,若证实有脓液或关节液,则固定针头和注射器,尽可能将关节内脓液或分泌物抽吸干净。

4. 若以治疗为目的,可将准备好的抗菌药物溶液用另一注射器注入关节腔,而后将针头快速拔出,用无菌棉球压迫穿刺点,用胶布固定,关节周围用棉垫包裹,轻轻加压包扎。

第五节　膝部常见疾病检查

一、膝关节韧带损伤

膝交叉韧带与侧副韧带、后方关节囊韧带和半月板形成一个完整的稳定系统,防止胫骨在股骨上异常滑移,发生于韧带损伤后的病态活动是膝关节力线异常:①膝内翻或膝外翻;②胫骨直接前移或后移;③胫骨在股骨下的旋转造成胫骨内侧或外侧髁向前或后半脱位。

(一)内侧副韧带和关节囊

内侧副韧带以一定张力连接于股骨和胫骨之间,分深浅层,相当大的暴力(通常是外翻应力或直接撞击膝外侧)才会导致内侧副韧带损伤。当外伤力中等时,只有上方止点附近少许纤维断裂(内侧韧带伤)。临床检查时,不会有膝不稳表现,但牵拉内侧副韧带时可引起局部疼痛,伴有血肿、较轻的内侧副韧带撕裂伤最终会钙化,这可引起上方止点局部锐痛。

巨大的暴力可导致内侧副韧带的深层、浅层和关节囊、后方韧带、后交叉韧带相继断裂后发生断裂,有时前交叉韧带也发生断裂。急性完全损伤引起严重膝不稳,易进展为膝外翻畸形。膝外侧翻应力试验阳性,必要时应行麻醉下膝外翻应力试验。

（二）外侧副韧带和关节囊

暴力作用于膝内侧导致膝内翻,可引起外侧副韧带损伤,常见的损伤是韧带纤维附着点撕裂。在外侧副韧带损伤患者,继续施加暴力可导致后方关节囊韧带和后交叉韧带断裂,另外,腓总神经受到牵拉有时可导致不可逆损伤,这种损伤常需要腓总神经探查修复。注意伴有内侧胫骨平台骨折,慢性损伤可继发胫骨髁半脱位。

1. 膝外侧结构检查　检查膝关节外侧,在急性外侧关节复合体(外侧韧带和关节囊)损伤,疼痛最常见于腓骨小头和外侧关节间隙,手术修复或关节镜检用于明显不稳损伤(如重要结构受累)(图 17-5-1)。

2. 膝内翻应力试验　一只手放在膝关节内侧,另一只手将踝推向内侧,使膝内翻。在内翻应力不稳的患者进行此试验,先伸直膝后屈膝 30°,两侧对比(图 17-5-2)。

3. 膝内翻应力位摄片　对内翻应力不稳的患者要摄应力位 X 线片。如疼痛明显影响检查时,可在麻醉后进行摄片检查(图 17-5-3)。

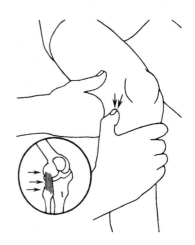

图 17-5-1　膝内翻应力不稳时的外侧结构检查

4. 腓总神经运动检查　有膝关节外伤时一定要检查腓总神经,已明确有无伴发腓总神经损伤,并检查腓总神经分布区有无感觉障碍(图 17-5-4)。

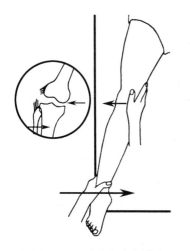

图 17-5-2　膝内翻应力试验

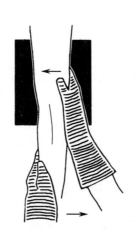

图 17-5-3　膝内翻应力位摄片

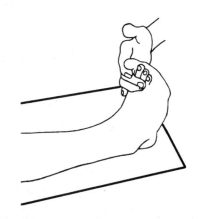

图 17-5-4　膝内翻应力不稳时腓总神经运动检查

5. 腓总神经感觉检查　检查腓总神经分布区有无感觉障碍(图 17-5-5)。

（三）前交叉韧带

前交叉韧带损伤常伴有内侧半月板破裂,多数情况下损伤是由于渐进性韧带牵拉和磨损造成;个别情况下前交叉韧带与半月板同时破裂;更严重时,内侧副韧带也可能受损。称

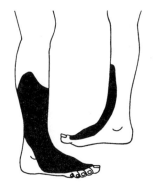

图 17-5-5　膝内翻应力不
稳时腓总神经感觉检查

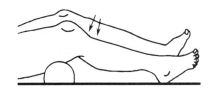

图 17-5-6　重力试验

为 O'Donoghue 三联征。前抽屉试验和 Lachman 试验阳性。

（四）后交叉韧带

后交叉韧带断裂常发生于屈膝胫骨向后推移时，如不治疗常会遗留持续膝关节不稳和继发骨关节炎，因此急性期推荐急症手术修复。后抽屉试验阳性，必要时可做重力试验。

重力实验：后交叉韧带的断裂、撕脱使胫骨向后半脱位，常引起明显的膝部畸形，单靠望诊就可做出诊断。膝关节屈曲 20°，大腿下垫一沙袋，胫骨在重力作用下向后移为阳性，提示胫骨后方不稳（图 17-5-6）。

二、伸膝装置损伤

伸膝是由股四头肌收缩在股四头肌肌腱、髌骨、髌韧带和胫骨结节共同作用下完成的。伸膝无力可导致膝关节不稳、反复膝关节受伤和渗液，并发生疼痛→股四头肌抑制→股四头肌失用性萎缩→膝不稳→韧带牵拉伤→疼痛这一恶性循环。膝伸直困难导致膝不稳是因为伸膝末期旋转导致膝关节韧带紧张机制丧失。

膝的疼痛和感染性疾病可致股四头肌快速萎缩。股四头肌无力有时也见于上腰椎间盘病变、脊髓灰质炎后遗症、脊柱侧凸、其他神经性疾病和肌源性疾病。糖尿病神经病变引起股四头肌萎缩，或继发于腘窝血肿导致的股神经损伤所致股四头肌瘫痪时，诊断常比较困难。治疗影响膝关节功能疾病的基本目的是维持股四头肌功能，中断其恶性循环。

许多疾病都可导致伸膝机制紊乱，髌骨骨折通过摄 X 线片就可做出诊断。当中年人股四头肌肌腱和髌韧带有退变时，股四头肌快速、猛烈地收缩可引起股四头肌肌腱或髌韧带断裂，股四头肌猛烈收缩也可造成胫骨结节撕脱骨折。

Sinding-Larsen-Johansson 综合征：常见于 10~14 岁儿童，膝痛，X 线检查在髌骨下极有改变。奥 - 施病（胫骨结节骨软骨病）据认为是由于胫骨结节部分撕脱所致，常见于 10~16 岁青少年，表现为胫骨结节复发性疼痛、变软和突起，X 线可显示胫骨结节部分剥离，破裂，疼痛常在骨骺闭合后停止。

1. 伸膝装置损伤的常见部位　不能主动伸膝（神经性瘫痪除外）发生于：①股四头肌断裂（图 17-5-7A）；②髌骨骨折（图 17-5-7B）；③髌韧带断裂（图 17-5-7C）；④胫骨结节撕脱骨折（图 17-5-7D）。

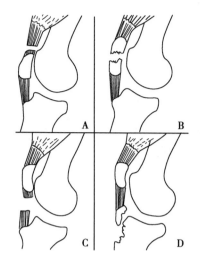

图 17-5-7　伸膝装置损伤的常见部位

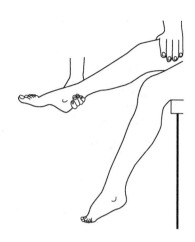

图 17-5-8　股四头肌检查

2. 股四头肌收缩检查伸膝装置　患者坐在检查椅上,小腿悬空,检查者一手放在踝后让患者伸腿,感受股四头肌的收缩,观察下肢主动伸直功能(图 17-5-8)。

3. 髌骨位置检查　注意髌骨位置同关节间隙和胫骨结节的关系,如髌骨上缘过高,提示向近端移位,疑有损伤(图 17-5-9)。

4. 股四头肌肌腱检查　如髌骨位置正常,将手指放在髌骨上缘,如没有软组织抵抗感提示股四头肌肌腱断裂(图 17-5-10)。

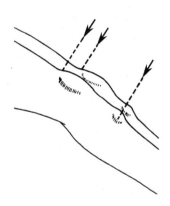

图 17-5-9　髌骨位置检查

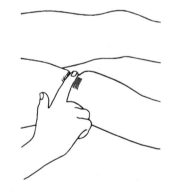

图 17-5-10　股四头肌肌腱检查

三、膝旋转不稳

当膝承受重力时,胫骨内侧髁或外侧髁向前或向后半脱位,发生疼痛和关节不稳定,主要形成机制如下:

(一)胫骨内侧髁向前半脱位(前内方旋转不稳)

最严重者发生前交叉韧带和内侧结构(内侧韧带和关节囊)破裂,内侧半月板可能损伤并引起不稳,较轻患者,哪一个结构完好还有争论。临床工作中,当前抽屉试验和拉赫曼试验阳性,膝外翻应力试验表明膝不稳时,应高度怀疑前内方旋转不稳。

(二)胫骨外侧髁向前半脱位(前外方旋转不稳)

严重的患者,前交叉韧带和外侧结构撕裂,外侧半月板前角也可能受损,诊断靠前抽屉试验和拉赫曼试验,内翻应力试验可证明膝前外方旋转不稳。

(三)胫骨外侧髁向后半脱位(后外侧旋转不稳)

可发生于外侧韧带和后交叉韧带断裂,膝内翻应力试验结合后抽屉试验阳性可发现有膝不稳。

(四)复合损伤[特别是上述(一)和(二)、(二)和(三)]

1. 膝关节不稳时的常见畸形 ①膝外翻(当内侧韧带断裂严重伴后交叉韧带损伤)(图17-5-11A);②膝内翻(外侧韧带断裂严重伴后交叉韧带损伤)(图17-5-11B);③胫骨前脱位[前交叉韧带断裂,严重时内侧和(或)外侧组织结构断裂](图17-5-11C);④胫骨后脱位(后交叉韧带断裂)(图17-5-11D)。

2. 膝旋转不稳 ①胫骨内侧髁向前半脱位(前内侧不稳)常见于前交叉韧带和内侧结构复合伤(图17-5-12A);②胫骨外侧髁向前半脱位(前外侧不稳)常见于前交叉和外侧结构复合伤(图17-5-12B);③胫骨外侧髁向后半脱位(后外侧不稳)(图17-5-12C);④胫骨内侧髁向后半脱位(后内侧不稳)(图17-5-12D);③和④主要是由于后交叉和外侧或内侧结构复合伤;⑤上述多种不稳的复合。

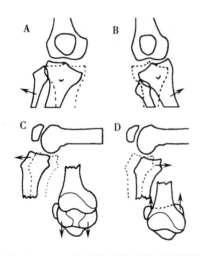

图 17-5-11 膝关节不稳时的畸形检查

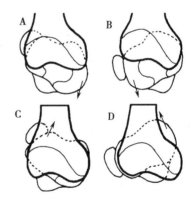

图 17-5-12 膝关节旋转不稳

3. 后外侧抽屉试验 膝屈至稍 <90°,足外旋将胫骨推向后,如出现外侧过多移位提示后外侧不稳,后外侧不稳常伴有后交叉韧带和外侧韧带复合损伤(图17-5-13)。

4. 外旋反屈试验 患者仰卧于检查床上,检查者抓住患者趾提起双腿,如出现膝外旋(图17-5-14A)、内翻(图17-5-14B)和反屈(图17-5-14C)为阳性,提示后外侧不稳。

5. 站立不稳试验 患者稍屈膝站立,检查者用拇指

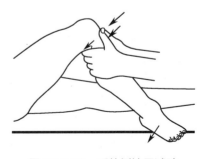

图 17-5-13 后外侧抽屉试验

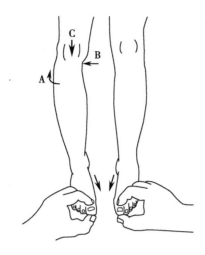

图 17-5-14　外旋反屈试验

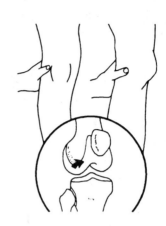

图 17-5-15　站立不稳试验

握住膝关节间隙处向内推压外侧股骨髁的前部,如股骨髁移位(在胫骨上面向后滑移)且伴膝失控感觉,则试验阳性,提示膝后外侧不稳定(图 17-5-15)。

四、半月板损伤

(一)先天性盘状半月板

最常见于外侧半月板,儿童期就出现症状,半月板不是通常的半月形而是 D 形;中央向胫骨棘延伸。外侧间室可产生明显咔嗒声,导致膝关节伸直困难和其他膝关节紊乱征,常需手术切除治疗。

(二)青壮年半月板破裂

最常见的致伤原因是运动伤,常发生于站立,膝屈曲、扭转时,卡陷的半月板常常呈纵形撕裂,游离缘向内错位于膝关节中央(桶柄样撕裂),阻止膝过伸(关节的生理锁定)。如果伸膝可感到膝弹性抵抗痛(对过伸的弹性阻挡)。在内侧半月板损伤,长期完全伸膝障碍可导致前交叉韧带牵拉和最终断裂。

(三)中年人的半月板退变损伤

随年龄增加半月板发生退变,可出现半月板水平裂伤,这种裂伤可以没有明显的外伤史,关节边缘局部触痛是这种损伤的常见特点。虽然有时需手术,但大多数病例采用非手术治疗症状可消除症状。

(四)半月板囊肿

内外侧半月板都可发生类似于腱鞘的半月板囊肿,但外侧半月板更常见。内侧半月板囊肿必须仔细地与同源于鹅足(缝匠肌、股薄肌、半腱肌止点)的腱鞘囊肿相鉴别。真性囊肿常有半月板表面膝一侧碰伤史,质软的囊肿影响半月板的活动,使半月板更易撕裂。一般囊肿要切除,特别是有复发可能时,需要同时切除半月板,许多人认为半月板囊肿都有半月板裂伤,更倾向于在关节镜下切除破裂处,同时通过半月板实质对囊肿减压。

(五)半月板损伤检查

1. 半月板的视诊　对新鲜损伤应在关节间隙处仔细检查有无明显的肿胀。淤血不是半月板损伤的特异表现(图 17-5-16)。

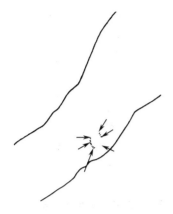

图 17-5-16 半月板的视诊

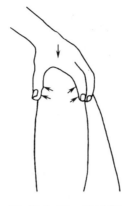

图 17-5-17 半月板后方损伤的检查

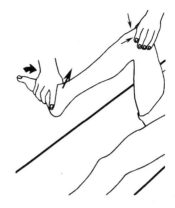

图 17-5-18 检查内侧半月板的麦氏试验

2. 半月板损伤的触诊 在关节间隙处检查触痛点和膝伸直弹性阻挡,这两个体征同股四头肌萎缩有关,是半月板破裂最常见和可靠的体征。

3. 半月板后方损伤的检查 充分屈膝,检查者将拇指和示指放在关节间隙处,手掌紧贴髌骨,以便能定位关节内发出咔嗒声的部位(图 17-5-17)。

4. 检查内侧半月板的麦氏试验 将拇指和示指放在关节间隙处,以便感受弹响音。完全屈膝、外旋足、外翻下肢,缓慢伸膝,内侧关节间隙发出异常弹响音伴有疼痛提示内侧半月板损伤(图 17-5-18)。

5. 检查外侧半月板的麦氏试验 足内旋,下肢内收,重复上述试验,用于寻找弹响音及疼痛的来源。外侧半月板退变时可有摩擦感(图 17-5-19)。

6. Apley 研磨试验 该试验可使可能受伤的半月板遭受压应力和剪切力而产生锐痛,锐痛提示破裂。患者俯卧,检查者抓住足外旋和屈膝(图 17-5-20A),之后内旋足和伸

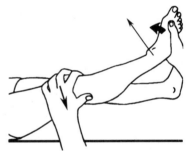

图 17-5-19 检查外侧半月板的麦氏试验

膝(图 17-5-20B)。两侧对比,该试验能帮助判断旋转受限的程度或疼痛的来源(图 17-5-20)。

7. 加压研磨试验 Apley 研磨试验之后,检查者站在凳子上,沿下肢轴线施压并外旋足,发生严重疼痛提示内侧半月板破裂,加大屈曲角度重复该动作检查半月板后角,内旋足重复该动作检查外侧半月板(图 17-5-21)。

8. 半月板囊肿 半月板囊肿常位于关节边缘,触之较硬,深压时产生局部疼痛,囊中的形成与半月板破裂有关。外侧半月板囊肿最常见。膝关节内侧囊肿有时是鹅足腱鞘囊肿(图 17-5-22)。

五、髌股关节不稳

髌骨有向外脱位的趋势,因为胫骨结节位于股四头肌力线之外,任何伸膝因素的紧张(如股四头肌收缩或纤维化),将产生一个易引起髌骨向外脱位的分力。正常情况下,膝关节开始屈曲时,髌骨齿合于两股骨髁间凹内,这样在继续伸膝时维持髌骨位置。引起这一机制

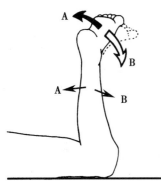
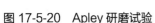

图 17-5-20　Apley 研磨试验

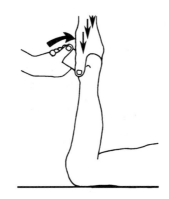

图 17-5-21　加压研磨试验

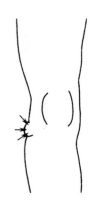

图 17-5-22　半月板囊肿的检查

紊乱的因素是多种多样的,侧方的推挤往往引起髌骨向外半脱位。

股四头肌止点靠外,膝外侧结构挛缩或 Q 角加大,更增加了髌骨向外侧半脱位的趋势。支持引导髌骨的股骨外侧髁或髌骨本身也可以出现发育不良。如果髌骨位置过高(高位髌骨),当膝关节开始屈曲时,它不能同股骨髁间凹很好地齿合。有时有助于阻止髌骨向外侧异常脱位的髌骨内侧软组织也可出现发育不良,但有一部分是因为既往有脱位牵拉过多所致。

(一)急性外伤性髌骨脱位

最常见于成年女性,运动时,可有膝内侧的直接暴力史,髌骨向外脱位并引起明显变形,患者就诊时往往已复位。如复位后仍容易发生再脱位,则用管型石膏固定一段时间,有人主张手术探查,紧缩髌骨内侧组织,松解髌骨外侧组织。

(二)复发性髌骨外侧脱位

如髌骨脱位经常容易发生,痛苦严重,推荐手术固定以减少继发性髌股关节炎和发生意外的危险。手术目的是矫正术前检查明确的潜在缺陷。

(三)先天性髌骨脱位

髌骨出生时即先天性异常脱位,脱位不能复位,手术矫治困难,预后不良。

(四)髌骨习惯性脱位

每次膝关节屈曲时,髌骨即发生脱位,但患者无疼痛,常在儿童期出现,可能是由于髂胫束止点异常所致。发生于新生儿期的大多患者,常因肌内注射引起股四头肌纤维化造成脱位。也可见于关节松弛综合征。明确诊断的病例常伴有严重的滑车发育不良。治疗需要广泛松解外侧组织,紧缩内侧组织,有时尚需结合胫骨结节移位术。

(五)髌骨脱位固定畸形

此病不常见,可因儿童或青少年时脱位未治疗造成。髌骨永久性脱位,股四头肌和膝关节力量明显减弱。

(六)髌股关节不稳检查

1. 髌骨运动轨迹检查　在检查床边屈膝检查双膝,这样可显示股骨或胫骨的扭转变形。髌骨向外移位(图 17-5-23A)(容易造成膝不稳,如复发性髌骨脱位)或髌骨软骨软化症。让患者伸膝(图 17-5-23B)检查髌骨轨迹的严重异常,正常髌骨应在髌骨滑车内平滑移动(图 17-5-23)。

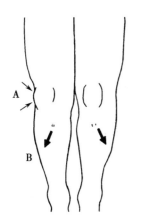
图 17-5-23　髌骨运动轨迹检查

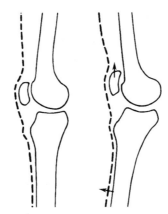
图 17-5-24　髌骨侧方检查

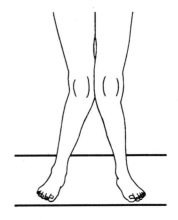
图 17-5-25　膝外翻畸形

2. 髌骨侧方检查　检查膝反屈和髌骨相对于股骨髁的位置,高位髌骨是造成复发性髌骨外侧脱位的因素之一(图 17-5-24)。

3. 膝外翻畸形　应先检查有无膝外翻畸形,因为膝外翻畸形引起 Q 角增大(股四头肌角)容易造成膝反屈脱位、膝前疼痛和髌骨骨软骨炎。膝外翻畸形在青春期女孩特别常见,应测定髁间距或 Q 角(图 17-5-25)。

4. Q 角　该角度(常约 6°)是髂前上棘和髌骨中点连线与髌韧带延长线之间的角度。让患者(站立)抓紧髂前上棘一端的尺子,检查者确定髌骨的中点之后在尺子和髌韧带之间用角度仪测量(图 17-5-26)。

5. 髌骨触诊　在髌骨表面检查触痛,注意是否有软化双边征存在,髌下极疼痛见于 Larsen 病;触痛也可见于髌韧带、股四头肌腱和胫骨结节其他伸膝装置牵拉伤和“跳高膝”异常(图 17-5-27)。

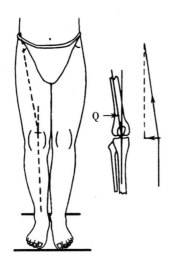
图 17-5-26　Q 角的测量

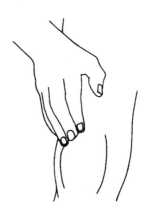
图 17-5-27　髌骨触诊

6. 恐惧试验 从伸直位屈膝时将髌骨推向外,如有复发性脱位趋势,患者将感到不安,试图推走检查者双手阻止此试验进行(图 17-5-28)。

7. 髌骨病变的切线位 X 线检查 图 17-5-29 显示边缘(内侧)骨软骨骨折(图 17-5-29A),常见于髌骨复发性脱位;其他骨折(图 17-5-29B);偶见髌骨骨软骨炎(图 17-5-29C);二分髌骨(图 17-5-29D)。

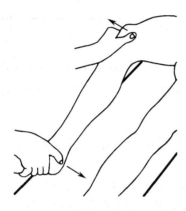

图 17-5-28 恐惧试验

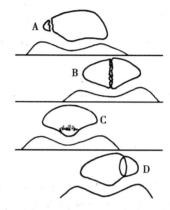

图 17-5-29 髌骨病变的切线位 X 线检查

第六节 膝关节疾病的诊断程序

一、患者的年龄与性别

膝关节病变与年龄和性别关系见表 17-6-1。

表 17-6-1 膝关节常见病变与年龄和性别关系表

年龄(岁)	男性	女性
0~12	外侧盘状半月板	外侧盘状半月板
12~18	剥脱性骨软骨炎	髌骨复发性脱位发生率最高
18~30	Osgood-Schlatter 病(胫骨结节骨软骨炎) 纵形半月板破裂	Osgood-Schlatter 病 (胫骨结节骨软骨炎) 髌骨复发性脱位 髌骨软骨软化症 脂肪垫损伤
30~50	类风湿关节炎	类风湿关节炎
40~55	半月板退变	半月板退变
45+	骨关节炎	骨关节炎

二、寻找膝肿胀的病因

膝关节内腔积液提示有病损存在。但必须确诊,无积液并不一定表示可排除膝关节病变。

三、用发病机制解释患者的症状

1. 获得可信的原发伤的病史　注意暴力的程度、方向;原发功能障碍是重要的,如一个足球运动员不可能在有新鲜半月板撕裂的情况下完成比赛。注意外伤后是否有淤血或肿胀,患者是否能够站立。

2. 询问是否有"膝失控"　下楼梯或从高处跳下时有膝失控发生于交叉韧带断裂后、伸膝困难和股四头肌失用性萎缩。当旋转运动或走在不平路上时膝失控发生多与半月板损伤有关。

3. 询问是否有膝交锁　询问是否有膝关节交锁并让患者指出交锁的位置,记住当膝完全伸直时绝不会交锁。由破裂半月板引起的交锁一般允许关节完全屈曲或几近完全屈曲,但在伸膝最后 10°~40° 是不可能的,试图完全伸膝时伴有疼痛;询问造成交锁的原因,长期、很小的旋转暴力即能造成慢性半月板损伤,如足踏住地毯的边缘。交锁常发生在睡眠时,询问患者是怎样解除膝关节交锁的。解锁时有咔嗒声提示半月板损伤。游离体引起的交锁发生于伸膝位置改变时;髌骨脱位引起的交锁伴有关节变形。

4. 了解疼痛　询问疼痛时的详细情况,让患者指出疼痛的部位。

四、辅助检查

如单靠病史和临床检查及 X 线片检查诊断不能确立,要借助于下面的辅助检查。

(一)怀疑关节内结构异常

1. 关节镜可提供非常有用的信息　结合临床检查多数患者可得出一个准确的诊断。误诊常发生于半月板后 1/3 伤。越来越多的疾病可通过关节镜手术治疗,同时得出诊断。

2. 当不能确定诊断时　磁共振扫描对诊断半月板和韧带损伤是有价值的,精确率可达90%。但在内侧半月板后 1/3 区域常出现高信号(因随年龄发生的黏液退变或以前曾有手术史)可能误导诊断。

3. 关节造影可有助于诊断　尽管 X 线片阅片专业性较强也较困难。

4. 如果疼痛妨碍检查(如妨碍屈曲)　那么麻醉后检查是有用的,这之后常做关节镜检查。

(二)可疑急性感染

1. 抽吸脓液并做细菌培养。

2. 血培养。

3. 全血计数,包括白细胞分类、血沉和 C 反应蛋白。

(三)可疑膝关节结核

1. 胸部 X 线片。

2. 滑液活检　包括取滑膜标本做组织学和细菌学检查,同时,滑液送细菌学和常规分析。

3. 孟陀试验。

（四）可疑类风湿关节炎

1. 检查其他关节。

2. 类风湿相关因子检查。

3. 全血计数和血沉。

4. 血尿酸。

（五）骨矿化不足和骨破坏的附加检查

1. 检查血钙、血磷和碱性磷酸酶。

2. 类风湿因子。

3. 血尿酸。

4. 全血计数和分类。

5. 骨骼检查和胸部 X 线片。

6. 放射性核素扫描。

7. 骨活检。

（六）慢性积液，穿刺阴性的附加检查

1. 按可疑类风湿关节炎试验。

2. 布鲁氏菌凝集试验。

3. 胸部 X 线片和骶髂关节 X 线片。

4. 探查和滑膜活检。

（沈 彬 王兆杰 王浩洋）

第十八章

踝 与 足

第一节 视 诊

一、大体观察

首先在穿鞋与不穿鞋的情况下分别观察患者的步态,结合引起患者不适的表情,来了解整体病情。同时还要注意足印和鞋子的观察。

不穿鞋的情况下,分别在负重与非负重位由上方、后方和侧方进行大体观察,注意足骨的排列是否成比例(如不是,可对照分析其余骨骼),足的形状、骨或软组织的畸形(图 18-1-1)。

二、局部观察

(一)足跟检查

注意是否有表面覆盖胼胝和滑囊炎的跟骨突起物(外生骨疣),如骨疣主要在外侧,称为 Haglund 畸形(图 18-1-2A);跟骨畸形,注意区分跟骨畸形是由陈旧性骨折所致还是足先天性畸形所致(图 18-1-2B)。

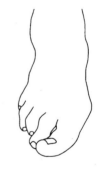

图 18-1-1 足的观察

(二)足背检查

1. 注意是否有第五跖骨基底的突出(图 18-1-3A);第五跖骨头处的外生骨疣(有时被称作小趾滑囊炎或裁缝骨疣)(图 18-1-3B),两者均可成为局部压迫症状的诱因。

2. 注意是否有楔状骨的外生骨疣(图 18-1-4A)和背侧腱鞘囊肿(图 18-1-4B)。

(三)趾的检查

1. 注意观察任何趾外翻畸形,如果畸形严重,趾会位于第二趾下方或重叠在其上方,且常有旋前。第二趾的跖趾关节会产生半脱位。通常应在足的负重位对趾外翻畸形进行再次评价(图 18-1-5)。

2. 注意检查任何跖趾关节滑囊的存在,以及是否有因摩擦和感染所致的急性炎症。关

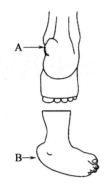

图 18-1-2 足跟观察
A.外生骨疣;B.跟骨畸形

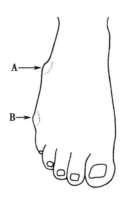

图 18-1-3 足背观察

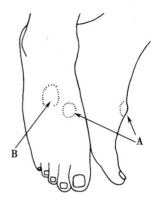

图 18-1-4 足背观察

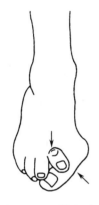

图 18-1-5 外翻畸形

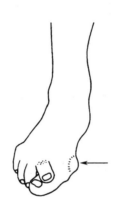

图 18-1-6 趾、跖趾关节滑囊

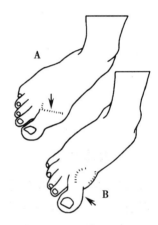

图 18-1-7 趾跖趾关节观察
A.皮肤增厚;B.屈曲畸形

节颜色的改变和严重触痛提示痛风(图 18-1-6)。

3. 注意如果趾跖趾关节处有增厚提示僵蹞(第一跖趾关节的骨关节炎)(图 18-1-7A),或固定于屈曲位(屈)通常也是骨关节炎的表现(图 18-1-7B)。

4. 注意趾下方过多胼胝体的存在,出现过多胼胝体高度怀疑僵蹞(图 18-1-8)。

5. 注意趾趾甲是否有变形(钩甲、甲弯曲、甲脱离)(图 18-1-9A)、嵌甲(很可能伴有感染)(图 18-1-9B)、隆起(提示指甲下的骨疣)(图 18-1-9C)、甲纹和表面不平整(提示真菌感染或银屑病)(图 18-1-9D)。

(四) 足趾的检查

1. 注意各趾的相对长度,比第一趾长的第二趾有时候会变成爪形状或在其跖趾关节处施加额外的压力。这种情况可能伴有 Freiberg 病(图 18-1-10)。

2. 屈曲趾 同时要注意跖骨的相对长度,较正常短的第一和第五跖骨,是前足失衡和疼痛的原因。当二趾均较短时第二跖骨下方常有痛性胼胝存在(图 18-1-11)。

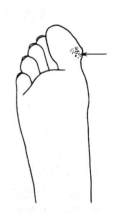

图 18-1-8 趾跖趾关节胼体

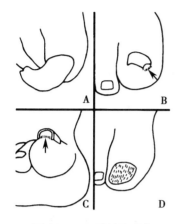

图 18-1-9 趾趾甲观察
A. 钩甲；B. 嵌甲；C. 隆起；D. 甲纹异常

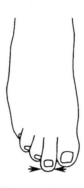

图 18-1-10 足
趾长度观察

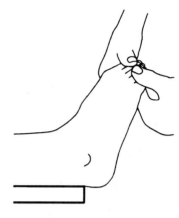

图 18-1-11 跖骨长度观察

3. 卷爪趾（curly toe） 这种畸形会造成趾间关节和跖趾关节固定于一定程度的屈曲位，主要是由骨间肌无力引起。畸形可分为三级：Ⅰ级，趾轻度屈曲，伴或不伴内收（图 18-1-12A）；Ⅱ级，一定程度的重叠（图 18-1-12B）；Ⅲ级，背侧见不到趾甲（图 18-1-12C）。

4. 爪形趾 主要表现为跖趾关节过伸和趾间关节屈曲，如所有趾均为此种表现，与弓形足或足内在肌功能不全有关（蚓状肌、骨间肌屈曲跖趾关节和伸直趾间关节）（图 18-1-13）。

5. 锤状趾 主要表现为跖趾关节和远侧趾间关节过伸、近侧趾间关节屈曲，常见于第二趾。常与外翻伴随，由于与鞋的摩擦常导致趾间关节的凸出部形成胼胝（图 18-1-14）。

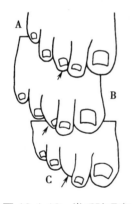

图 18-1-12 卷爪趾观察

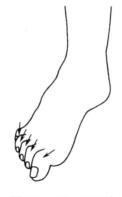

图 18-1-13 爪形趾

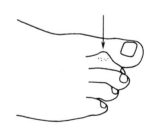

图 18-1-14 锤状趾

6. 槌状趾 远侧趾间关节的屈曲畸形（图 18-1-15A），常有趾尖的胼胝和趾甲畸形重叠和内翻的第五趾（常是先天性的）（图 18-1-15B）。

7. 硬鸡眼 发生于骨突部的过度角化（症）（图 18-1-16A），常由于与鞋的挤压形成；软鸡眼：与压力和摩擦无关的趾间被浸渍的角化层缺损（图 18-1-16B）。

8. 足底的检查

（1）过度角化（图 18-1-17A）；真菌性炎症或足癣（图 18-1-17B）；足底溃疡提示高弓足或神经功能失调（营养性溃疡）（图 18-1-17C）。

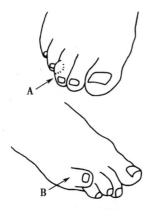

图 18-1-15 槌状趾

A. 胼胝；B. 趾甲畸形

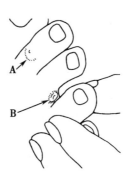

图 18-1-16 鸡眼

A. 硬鸡眼；B. 软鸡眼

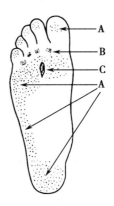

图 18-1-17 足底观察

(2) 胼胝：表现为不平整和负重受限的区域，应与正常的局部增厚或足跟和跖骨头下方适度的增厚仔细区别（图 18-1-18）。

(3) 跖疣：常见于三个主要位置：足跟、趾下方和前足跖骨头处，在足底跖疣位于跖骨头之间，不像胼胝位于负重部（图 18-1-19）。

(4) 疣与胼胝的鉴别：疣对侧方压力（side to side）很敏感，而胼胝只对直接压力敏感。如仍不能确定可用放大镜确定疣中心的乳头状结构（图 18-1-20）。

(5) 足底纤维团：常见于跖筋膜挛缩，增厚组织来源于跖筋膜并与皮肤相连。要同时检查手部，因为一般是上下肢同时受累（图 18-1-21）。

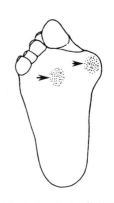

图 18-1-18 足底胼胝

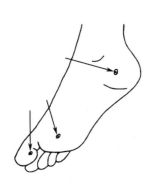

图 18-1-19 足底疣的观察

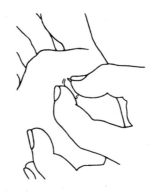

图 18-1-20 疣与胼胝的鉴别

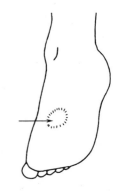

图 18-1-21 足底纤维团块

三、观察负重时患者的体位

1. 跟腱挛缩 观察站立时足跟与前足是否直接与地面接触，如未与地面接触则要检查是否有小腿或跟腱的挛缩（图 18-1-22）。

2. 拇（足）内翻　如果有这种畸形存在就要检查是否有过度的髋内旋、胫骨旋转畸形、前足的内收。大部分患儿 6 岁时可自愈（图 18-1-23）。

3. 膝外翻　注意膝外翻常伴有外翻的平足，膝外翻最常见于膝关节的生长紊乱，其次是风湿性关节炎的并发症（图 18-1-24）。

4. 足外翻　如果有足外翻存在则提示：①腓骨肌痉挛性扁平足；②足外缘的痛性损伤；③不明显的扁平足（图 18-1-25）。

5. 足内翻　如果有足内翻存在通常提示：①脑卒中或其他神经功能紊乱导致的肌肉失衡；②屈或僵；③弓形足；④残留畸形；⑤前足疼痛（图 18-1-26）。

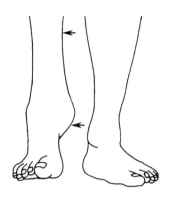

图 18-1-22　跟腱挛缩

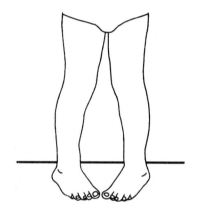

图 18-1-23　髋内旋

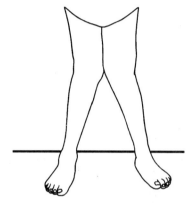

图 18-1-24　膝外翻

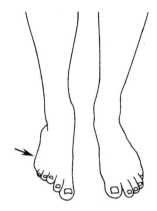

图 18-1-25　足外翻的检查

6. 扁平足　注意是否有前足的变宽，这常是内在肌无力的结果，可伴随弓形足、距骨头下的胖肛、外翻、距骨前方疼痛和穿鞋困难（图 18-1-27）。

7. 内侧弓的检查

(1) 在患者负重时检察内侧纵弓并分析其高度。试着将手指塞入舟骨下方，由足的内侧边做垂线，在高弓足进入距离距垂线为 2cm 或更多（图 18-1-28）。

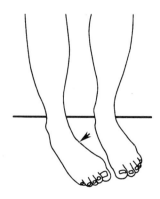

图 18-1-26　足内翻的检查

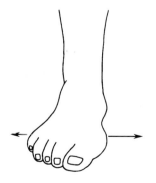

图 18-1-27　扁平足的检查

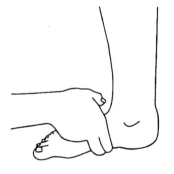

图 18-1-28　足内侧弓高度检查

（2）如果内侧弓明显增高增强，提示高弓足。应进一步检查是否同时存在鹰爪趾畸形（图18-1-29A）、跖骨头下胼胝（图18-1-29B）或溃疡和足印改变（图18-1-29C）。

（3）如果存在高弓足就要进行详细的神经检查，检查腰椎皮肤是否有凹陷、毛发生长、色素沉着，如有常提示有脊柱裂或多发性神经纤维瘤。还需进行腰椎的影像学检查（图18-1-30）。

（4）扁平足的内侧弓是闭塞的，由于舟骨常突出，手指不能伸入其下方。如嘱患者弓起足背，在活动性平足，足弓常能自动地恢复。注意，在儿童，足弓的形成是缓慢的。跟腱的短缩会导致平足，因此还要检查跟腱（图18-1-31）。

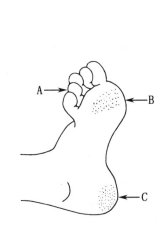

图18-1-29 高弓足畸形的观察
A.鹰爪趾畸形；B.胼胝；C.足印观察

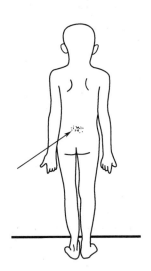

图18-1-30 高弓足畸形时的腰椎检查

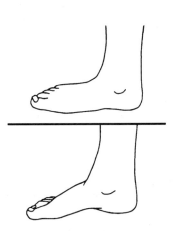

图18-1-31 扁平足的观察

（5）如怀疑有平足就要重新检查足底，寻找确切的证据：如跖骨头下胼胝、包括负重时足底面积的增加（如狭窄的外侧带的增宽）。以上情况均会导致足印的不正常。还要注意是否有膝外翻畸形（图18-1-32）。

（6）分析平足患者足的活动性：首先，嘱患者用足趾站立，同时通过望诊和触诊检查足形状的改变；然后仔细检查其内外翻的范围。应注意尽管有23%的成人患平足，除非合并有僵硬，一般并无症状（图18-1-33）。

8. 足跟的检查

（1）由后方观察足特别要留意足跟的形状。注意平足常伴足跟的外翻（图18-1-34A）、高弓足常伴足跟的内翻（图18-1-34B）。

（2）距下关节功能检查：再次嘱患者以足趾站立，同时观察足跟，如足跟位置正确提示距下关节具有活动性，持续的畸形提示活动性丧失，这可能是由于关节炎的改变、韧带缺少弹性、胫后肌群的功能减弱或跟腱短缩引起（图18-1-35）。

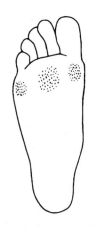

图18-1-32 扁平足足底观察

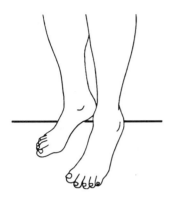

图 18-1-33 扁平足的活动分析

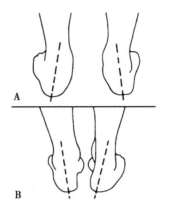

图 18-1-34 足跟观察
A. 足跟外翻;B. 足跟内翻

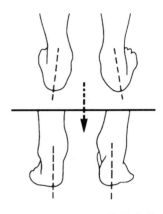

图 18-1-35 距下关节功能检查

第二节 触 诊

一、皮温的检查

手握足部感觉皮温,两足进行对比,要考虑到局部包扎的绷带和周围温度的影响。足部皮温升高常提示风湿性关节炎或痛风。

二、循环的检查

1. 小腿及足部皮温检查 如果足是冰凉的就要注意沿小腿皮肤的梯度温度。任何皮肤营养的改变或颜色的苍白提示局部缺血(图 18-2-1)。

2. 足背动脉检查 触诊足背动脉的搏动,足背动脉位于长伸肌腱的外侧,将其压向内侧楔骨即可触及足背动脉搏动,动脉搏动正常可排除明显的局部缺血(图 18-2-2)。

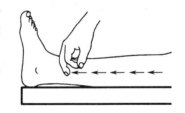

图 18-2-1 小腿及足皮温检查

3. 胫前动脉触诊 尝试着在踝关节中线附近触诊胫前脉的搏动,此血管由关节间隙上方越过胫骨末端(图 18-2-3)。

4. 胫后动脉触诊 通常胫后动脉很难触到,当足内翻位时在内踝后方触诊会有所帮助(图 18-2-4)。

5. 腘动脉触诊 患者仰卧位,屈曲膝关节向前方加压将血管压向股骨髁来触诊腘动脉搏动;也可在俯卧位进行检查(图 18-2-5)。

6. 股动脉触诊 触诊股动脉的搏动,在腹股沟中点内侧将其压向耻骨上支(图 18-2-6)。

7. 腹主动脉触诊 触诊腹主动脉的搏动,将其压向腰椎时感觉其搏动,要注意任何动脉瘤性扩张的表现(aneurysmal dilatation)(图 18-2-7)。

8. 足部动脉供血不足的检查 当足下垂时颜色发绀,抬起时又变苍白提示明显的动脉供血不足(图 18-2-8)。

9. Thompsons 试验 患者俯卧位双足伸出床边之外,检查者用手挤压小腿腓肠肌,正常

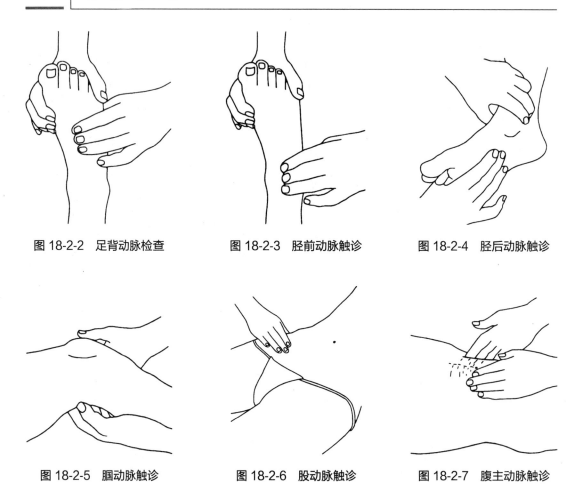

图 18-2-2 足背动脉检查   图 18-2-3 胫前动脉触诊   图 18-2-4 胫后动脉触诊

图 18-2-5 腘动脉触诊   图 18-2-6 股动脉触诊   图 18-2-7 腹主动脉触诊

情况下可引起足跖屈,如果未出现足跖屈,则提示为跟腱断裂(图 18-2-9)。Thompsons 试验是急性跟腱断裂的特异体征。

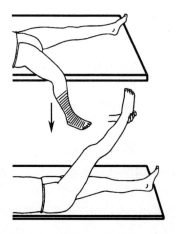

图 18-2-8 足部动脉供血不足的检查

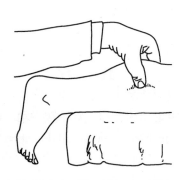

图 18-2-9 Thompsons 试验

第三节　动诊与量诊

在评价足的运动时,足旋前、旋后的总范围是由距跟关节(图 18-3-1A-A)、跗骨间关节(图 18-3-1B-B)和跗跖关节(图 18-3-1C-C)构成。而跗跖关节的运动主要发生在第 1、4、5 跖骨基底。

一、足旋转运动的检查

1. 旋后运动的检查　嘱患者两足底相对,髌骨应垂直,测量该角度。若小腿与台缘垂直平放于检查台上,台缘可作为参照。正常范围约 35°。注意这是上述 3 个平面运动的总和(图 18-3-2)。

2. 旋前运动的检查　嘱患者外翻足,两足底相对,髌骨应垂直,测量该角度。若小腿与台缘垂直平放于检查台上,台缘可作为参照测量运动范围,正常范围约 20°(图 18-3-3)。

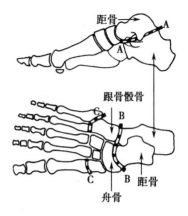

图 18-3-1　足旋转运动的主要关节

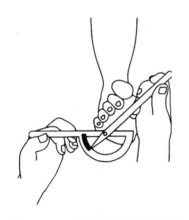

图 18-3-2　足部旋后运动的测量

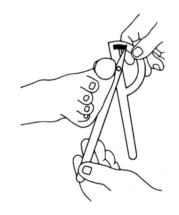

图 18-3-3　足部旋前运动的测量

3. 跟距关节僵直检查　若足旋前、旋后受限,则用一手固定足跟,另一手辅助患者重复上述运动。如果变化范围未进一步增大,则表明跟距关节僵直。有运动出现则说明跗骨间关节和跗跖关节仍有一些活动性(图 18-3-4)。

二、足跟外翻

嘱患者俯卧在检查台上,足垂直于检查台缘。医生外翻患者足跟,并注意足跟外翻多大角度时引起距跟关节活动出现。足跟外翻的正常范围约 10°(图 18-3-5)。

三、足跟内翻

嘱患者俯卧在检查台上,足垂直于检查台缘,使足跟被动内翻。足跟内翻正常范围约

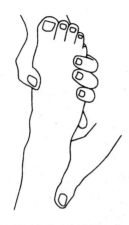

图 18-3-4 足部被动旋转运动的检查

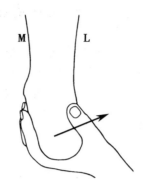

图 18-3-5 足跟外翻的检查

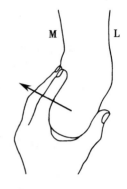

图 18-3-6 足跟内翻的检查

20°（图18-3-6）。运动缺失表明距跟关节僵直,如跟骨陈旧骨折、类风湿或骨关节炎、痉挛性平足。

四、跟距关节活动性检查

在特发性和继发于神经肌肉疾病的弓形足患者中,距跟关节一般能活动,而继发于先天性马蹄内翻畸形者,距跟关节常僵直。若需进一步区分这两种疾病,可在足跟轴线的皮肤上画一条直线,嘱患者全足站在一2cm厚的木板上,注意线的位置,首先垂直站立（图18-3-7A）,然后嘱患者将前足踩到木板内侧边（图18-3-7B）,如轴线改变（图18-3-7C）表明距跟关节能活动。

五、距跗关节的活动性检查

测试第1、4、5跗跖关节的活动性,一手固定足跟,另一手试着辅助每一跖骨头做背伸和跖屈运动（图18-3-8）。

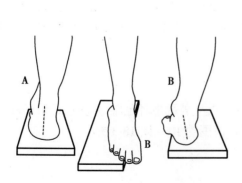

图 18-3-7 跟距关节活动性检查

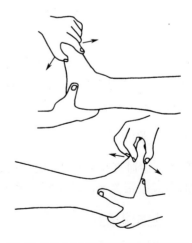

图 18-3-8 足跖跗关节活动性检查

六、运动检查

1. 跖趾关节背伸活动 趾在跖趾关节的背伸范围(图 18-3-9)。正常范围约为 65°。

2. 跖趾关节趾屈活动 趾在跖趾关节的趾屈范围,正常范围 40°。僵直时跖趾关节运动严重受限并疼痛剧烈;外翻时跖趾关节运动几乎无损害,除非继发的关节炎改变非常严重(图 18-3-10)。

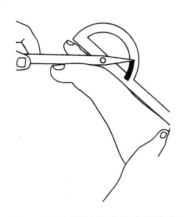

图 18-3-9 跖趾关节背伸活动度

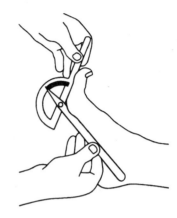

图 18-3-10 跖趾关节屈曲活动度测量

3. 趾间关节运动 趾间关节运动范围。趾屈正常范围 60°,背伸正常范围 0°。运动受限多见于末节趾骨骨折,一般也将之视作跖趾关节融合的禁忌证(图 18-3-11)。

七、足趾运动的检查

足趾所有的运动都可通过足趾弯曲和伸直的角度改变来粗略评价,不必精确测量每个动作的范围。运动受限常见于痛风、类风湿关节炎、Sudeck 骨萎缩(外伤后骨质疏松)及足和小腿的局部缺血(图 18-3-12)。

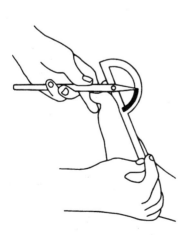

图 18-3-11 趾间关节运动测量

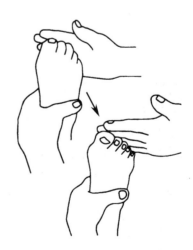

图 18-3-12 足趾运动的检查

第四节 足踝部特殊检查

一、足迹检查

1. 足迹检查的方法 足的重量分布方式有时很有用。方法有：记录足踩在乙烯地板上留下的汗迹，或先将橄榄油涂于足底，在足迹上洒上滑石粉；在纸（或X线片）上涂上墨水。各种特殊的技术方法都可采用。足镜也可用于该检查（图18-4-1）。

2. 典型足迹 正常足（图18-4-2A）；平足（图18-4-2B），测量足在承重时足掌中心扩大的面积；弓行足（图18-4-2C），测量足底中心减少面积和足前半部分向两边扩展的面积。在极严重病例中足外侧承重带将消失。

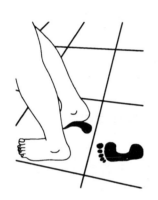

图 18-4-1 足迹检查的方法

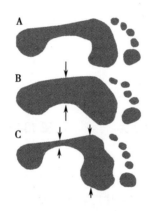

图 18-4-2 典型足迹

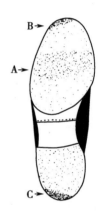

图 18-4-3 正常鞋底磨损

二、鞋的检查

1. 正常磨损 有时患者的唯一主诉可能仅是鞋易磨损。此时需检查鞋底，且非常有用。正常人的鞋底磨损是相对平的，最大磨损处多在触地部分（图18-4-3A）；前端（偏向外侧）（图18-4-3B）；足跟后部（图18-4-3C），其最大磨损处偏于外侧。

2. 平足鞋底磨损 注意鞋底内侧部的磨损延伸至顶端（图18-4-4A）；鞋跟外侧部磨损（图18-4-4B）；严重者鞋跟对角处也有磨损（图18-4-4C）。

3. 检查时应注意 从后面看鞋发生扭转（如：鞋跟和鞋底位于不同平面）（图18-4-5A）；鞋内侧面有磨损（图18-4-5B）；鞋内侧面鞋帮的膨出超过了鞋底（图18-4-5C）；鞋的后1/4向外侧突起与足分离（图18-4-5D）。

4. 平跖外翻足（外八字脚） 注意：第1、2跖骨头处过度磨损（图18-4-6A）；鞋前方鞋帮的膨出超过了鞋底（图18-4-6B）。

5. 弓形足 注意：跖骨头处过度磨损（图18-4-7A）；足跟后半部分过度磨损（图18-4-7B）；足趾上抬（图18-4-7C）；褶痕（图18-4-7D）；缚鞋带处脱缝（图18-4-7E）。

6. 外翻 常见：同八字脚，第1、2跖骨头处过度磨损（图18-4-8A）；为容纳突出的第1跖骨头，鞋前部向外突出（图18-4-8B）。

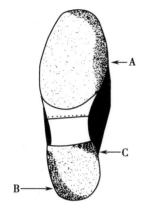

图 18-4-4 平足症的鞋底磨损

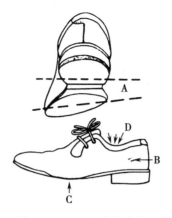

图 18-4-5 平足症鞋底的后面和侧面检查

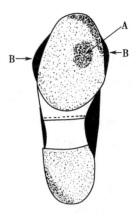

图 18-4-6 平跖外翻足的鞋底磨损检查

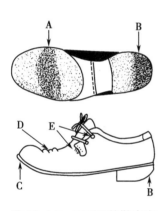

图 18-4-7 弓形足的鞋底磨损检查

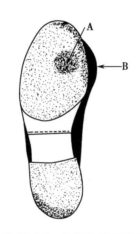

图 18-4-8 外翻的鞋底磨损检查

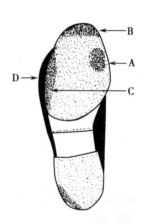

图 18-4-9 僵直的鞋底磨损检查

7. 僵直　注意:第 1 跖骨头处过度磨损(图 18-4-9A);鞋底前端过度磨损(图 18-4-9B);外侧过度磨损(由于用足外侧走路)(图 18-4-9C);外侧突出(图 18-4-9D)。另外,鞋趾部可能向上翻转。

第五节　足部常见疾病的检查

一、触痛

(一)足跟周围的触痛

跟骨骺炎(图 18-5-1A);跟骨上方外生骨疣、跟腱滑囊炎(图 18-5-1B);跟骨前方外生骨疣、足底筋膜炎(图 18-5-1C);弓形足(图 18-5-1D)。

(二)前足触痛

1. 跖骨头下方触痛　广泛的跖骨头下方触痛,常见于跖骨痛、平足、高弓足、痛风和类风湿关节炎(图18-5-2)。

2. 第二跖骨头部触痛 第二跖骨头下方和第二跖趾关节上方触痛,常见于类风湿关节炎、外翻后遗症导致的第二趾半脱位(图18-5-3)。

3. Friberg 病 足背局部肿胀,触诊时第二跖趾关节增厚、跖趾屈曲痛和关节的触痛可诊断为 Friberg 病(第二跖骨病、第二跖骨增厚和第二跖骨头软骨病)(图18-5-4)。

4. 行军足 足底和足背于第二、三跖骨颈或跖骨干的触痛发生于行军足骨折(图18-5-5)。

5. Morton 神经瘤 跖骨头间明确的触痛(常见于第三和第四趾间)常见于跖趾间神经瘤(Morton 神经瘤)(图18-5-6)。

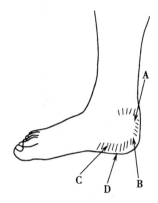

图 18-5-1 足跟周围触痛

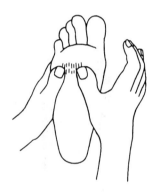

图 18-5-2 跖骨头下方触痛的检查

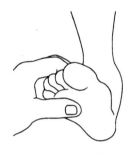

图 18-5-3 第 2 跖骨头部触痛的检查

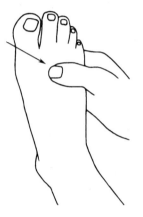

图 18-5-4 Friberg 病的检查

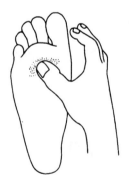

图 18-5-5 行军足的检查

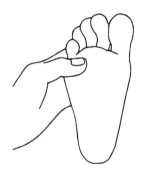

图 18-5-6 Moton 神经瘤的检查

二、足底可疑神经瘤

1. Munder 征 挤压跖骨头注意是否能再现患者疼痛和感觉异常的症状(Munder 征)(图18-5-7A),同时协调地用另外一只手由足底和足背反向挤压。如有活动型神经瘤存在这可能产生痛性咔嗒音(图 18-5-7)。

2. 足底感觉损害　如患者主诉足趾的感觉异常,感觉损害的检查应包括两侧趾蹼间隙(图 18-5-8)。

3. 跖趾关节抽屉试验　某个跖趾关节的失稳所致的症状和体征可与 Morton 跖骨痛相混淆,因此常要做抽屉试验:分别用两手抓住所怀疑关节的两侧跖骨(图 18-5-9A),同时牵引足趾(图 18-5-9B),试图使其向背侧脱位(图 18-5-9C)。如有疼痛和过度移位即可诊断为不稳定。

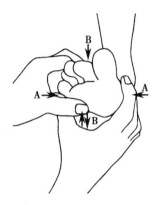 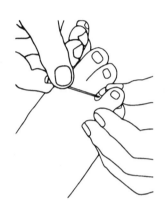 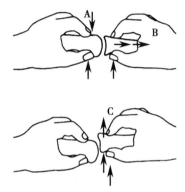

图 18-5-7　Munder 征　　　　图 18-5-8　感觉损害的检查　　　　图 18-5-9　跖趾关节抽屉试验

三、跗管综合征

1. 胫后神经触痛　跗管综合征时,胫后神经走行上方可有触痛,但更常见的是足局部的疼痛和感觉异常。注意同一部位的触痛也可发生于胫后肌腱有病变时,特别是足抗阻力内翻时可发生触痛(图 18-5-10)。

2. Tinel 征　跗管综合征时,轻叩胫后神经会导致足底的感觉异常(图 18-5-11)。

3. 足底感觉　检查足底和足趾胫后神经的两分支——内外侧跖神经分布区的感觉,实际上跗管综合征时感觉的丧失很少见(图 18-5-12)。

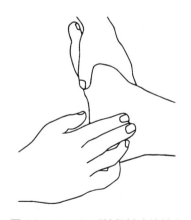 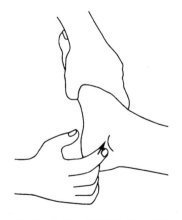 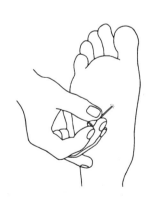

图 18-5-10　胫后神经触痛的检查　　　图 18-5-11　跗管部 Tinel 征　　　图 18-5-12　足底感觉检查

4. 背屈-外翻检查(Kinoshita 试验) 最大限度的背伸踝关节(图 18-5-13A),和所有的跖趾关节(图 18-5-13B),外翻足并维持于此位置(图 18-5-13C),阳性患者可诱发跗管综合征出现,有时几秒之后即可出现。同时检查局部触痛的增加(图 18-5-13D)。

5. 止血带试验 对可疑病例,在小腿上止血带并充气使其压力大于收缩压,如 1~2 分钟后可诱发跗管综合征出现,诊断即成立。由于止血带使腓浅神经受压导致的足背感觉异常和疼痛非常少见(图 18-5-14)。

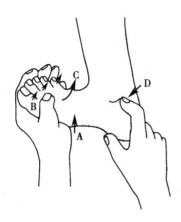

图 18-5-13 足背屈外翻检查

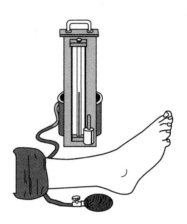

图 18-5-14 跗管综合征的止血带试验

四、趾疾病

1. 痛风 通常是整个第一跖趾关节和趾的急性触痛,通常有足趾周围颜色发绀(图 18-5-15)。

2. 外翻 外翻(图 18-5-16A)的患者,常缺少触痛或限于囊炎或邻近关节上方的痛性鸡眼(图 18-5-16B);僵的患者,常在近节趾骨和跖骨头处生长的外生骨疣上方有触痛,这些骨疣常位于关节的背侧和外侧,由保护性的黏液囊形成(图 18-5-16)。

3. 籽骨炎 籽骨炎的患者,即使有明显的外侧半脱位(特别是严重的外翻患者),位于第一跖骨头处籽骨的上方也会有触痛。足趾背屈时持续压迫籽骨即可产生疼痛(图 18-5-17)。

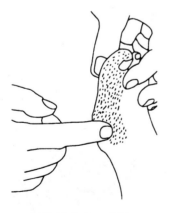

图 18-5-15 痛风

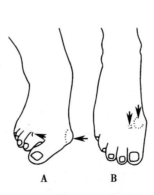

图 18-5-16 外翻
A. 囊炎;B. 鸡眼

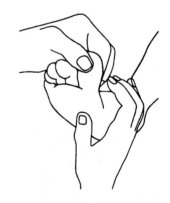

图 18-5-17 籽骨炎的检查

4. 趾甲下外生骨疣的患者,在垂直面上的挤压会产生疼痛。嵌甲的患者,由一侧向另一侧的挤压会产生疼痛(图 18-5-18)。

5. 跖趾关节骨关节炎　上下移动趾,同时触诊跖趾关节和趾间关节。捻发音提示骨关节炎改变,常见于僵患者的跖趾关节,趾间关节的捻发音被认为是跖趾关节融合的禁忌证(图 18-5-19)。

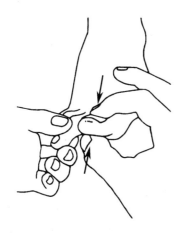

图 18-5-18　趾甲下外生骨疣的检查

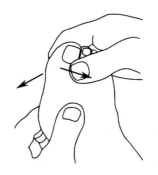

图 18-5-19　跖趾关节骨关节炎的检查

（张　晖　胡钦胜）

第十九章

步 态 检 查

步态是通过下肢推动直立的身体向前移动。正常步态能有效地使人体向前移动。所谓有效是指花费最少能量完成这一活动。由于下肢的病变往往在步态上表现得最明显,因此,临床医师必须对步态各个正常和异常的参数有足够的了解,以便在明确诊断、分析病情、计划治疗和评估疗效等方面有充分的科学依据。

第一节　步态分期

步态是一循环进行的周期活动过程,按传统的分期法为两个期,足完全着地的站立期和下肢向前运动的摆动期。站立期占正常周期的 60%(双足着地的双站立期在常速行走时约占 25%,速度愈快,所占比例愈小);摆动期占 40%。每期可分成几个小阶段。站立期分为:①足跟触地;②足底平放;③中间负重;④足趾离地(图 19-1-1)。摆动期分为:①起始摆动;②摆动中期;③终末摆动(图 19-1-2)。

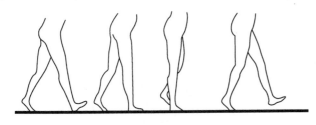

图 19-1-1　站立期

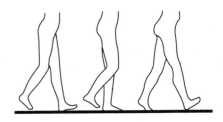

图 19-1-2　摆动期

进行步态检查时,要确定问题发生在哪一期,哪一步,分析以下影响步态的各种决定因素:

1. 人体重心　人体在站立负重时,稳定的程度受到三方面因素的影响,即承重面面积的大小、重心线与承重面的关系。由于人体承重面积小,重心偏高(约相当 S_2 水平),身体的稳定性较差,身体总是处在神经肌肉系统的不断调节下的运动状态,使重心线的落点尽量保持在承重面中心附近(图 19-1-3)。

2. 步距 纵向步距和横向步距:行走时两侧足跟间的距离,又称步长。亦称为周期跨距或步周长。两足跟间的横向距离为横向步距。

3. 重心移动 同侧足跟两次着地点之间的距离,身体重心必然随行走时人体移动而移动。上下移动与垂直移动各 2.5cm,共 5.0cm(图 19-1-4)。左右移动为水平移动,头、上肢和躯干向支撑侧肢体侧移,也各 2.5cm,共 5.0cm(图 19-1-5)。身体重心移动曲线无论是在垂直面抑或水平面,均保持着低幅度的正弦曲线,体能的消耗降至最低。这是依靠各部位不断的协调而达到的。

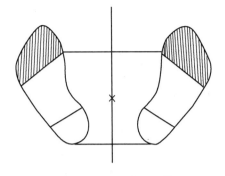

图 19-1-3 人体重心线

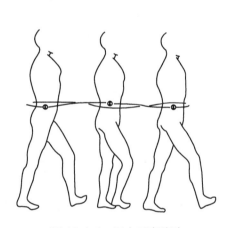

图 19-1-4 重心垂直移动

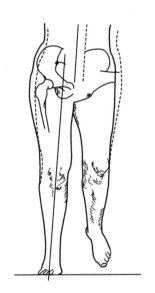

图 19-1-5 重心水平移动

第二节 步态中各部位和关节的运动

一、步态中各关节的活动

1. 骨盆运动 包括:①骨盆旋转,即一侧骨盆右摆动相肢体侧向前旋转,同时另侧向后旋转,在双支撑期,身体重心处于最低点时,骨盆的旋转可相对延长肢体;②骨盆倾斜,即支撑中期,身体重心处于最高位,同时移向支撑侧肢体,骨盆倾斜;③骨盆侧移,即行走中,当从一侧肢体支撑移向另一侧肢体时,身体重心也随骨盆侧移而移向另一侧。

2. 髋关节 当足跟着地时屈曲最大,而当足尖部离地时接近完全伸直。此外还有轻度的旋转。

3. 膝关节 当足跟着地时接近完全伸直,以后转为屈曲,到足跟开始离地时又接近伸直。从足跟开始离地时,膝关节渐屈曲,到足趾离地时最大,以利向前摆动。

4. 踝关节 从足跟着地到足平放时踝背伸;从足跟离地到足趾离地时踝跖屈。

各关节在行走时的活动范围与步距密切相关,步距大时,关节活动的范围相对增大。反之则减小。

二、步态中主要肌肉作用

1. 髋关节 伸髋肌是主要的,足跟着地时收缩以伸髋,直到身体重心达到垂直位时收缩达到高峰。屈髋肌则在摆动时起作用。外展肌收缩自足跟着地开始,以稳定骨盆,很快张力降低。

2. 膝关节 伸膝肌是主要的,当足跟着地时,另一侧进入摆动期,身体重心落在膝后方,伸膝肌强力收缩以防止屈曲。屈膝肌在足跟部着地前强力收缩达到高峰,使前摆缓和并防止膝关节过屈。足跟部着地后直到足完全承重时乃转而伸髋,与股四头肌协同作用。

3. 踝关节 背屈肌只在足跟部着地到足平放时起作用,防止足下垂,并减少着地时的震动。足趾离地时该肌轻微收缩,以避免足尖拖地。跖屈肌是主要的,从足跟离地时开始收缩,到足尖部离地时达到高潮,从而使身体向前推进,同时屈膝为前摆做准备。

由此可见,正常行走要求下肢各主要关节不仅稳定,而且须具备一定的活动范围。在各组肌肉中,尤其需要强有力的臀大肌、股四头肌和小腿三头肌,才能保证正常的行走。

第三节 临床常见的病理步态

一、肢体不等长

重心的垂直移动过大,骨盆在短肢支撑时明显侧倾,长肢于摆动时易拖地。其代偿方式是使两肢长度接近,短肢呈足马蹄位,或长肢呈屈曲位,摆动期加大屈曲。当患肢(长肢)进入摆动期时,骨盆本应向该侧倾斜,但为了避免足拖地,则反而将该侧骨盆提高,呈反向倾斜,即所谓的提髋步态(图19-3-1)。

二、关节功能严重受限

患肢的长度不适应或是对某个步态阶段特殊要求的不适应,如马蹄足无法满足足跟着地的要求,摆动肢不沿矢状面向前,而向外呈弧形向前以防止足拖地,形成画弧步态(图19-3-2)。

三、肌肉无力

主要是运动神经的功能丧失造成的肌肉麻痹、失用,如断裂、粘连、挛缩等。情况各异,表现多样化。常见有以下几种情况:

1. 股四头肌无力 多见于脊髓灰质炎患者,步行中试图保持膝关节伸展使整个身体前移,于是在足跟着地后将身体甩向前方以保持平衡,防止支撑膝突然屈曲。当臀大肌肌力也存在减弱的情况时,或患侧膝关节不能完全伸直时,则需以手向后

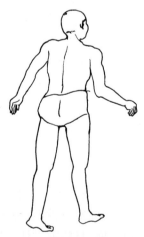

图 19-3-1 提髋步态

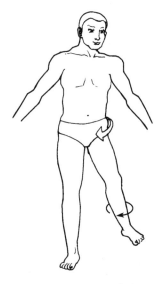
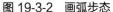

图 19-3-2 画弧步态

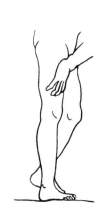

图 19-3-3 股四头肌无力步态

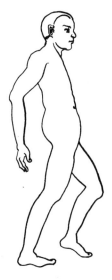

图 19-3-4 臀大肌麻痹步态

推压股骨而使膝被动伸直(图 19-3-3)。

2. 臀大肌麻痹 在摆动期患肢的膝关节必须处于扣锁状态,直至支撑中期维持支撑肢稳定,同时又保证患侧髋充分伸展(图 19-3-4)。

3. 臀中肌麻痹 患肢开始支撑,健肢在支撑期之末,即将转入摆动期,以代偿骨盆的不稳定。其特征为负重阶段髋关节外展,将躯干弯向健侧(图 19-3-5)。

4. 胫前肌麻痹 支撑期的各个阶段,患肢膝关节均被动加大屈曲,而在摆动期仍需加大屈髋和屈膝,以抬高患肢,避免拖地,称之为跨阈步态(图 19-3-6)。

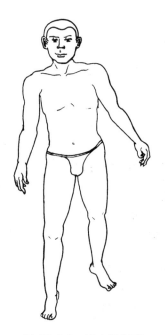

图 19-3-5 臀中肌麻痹

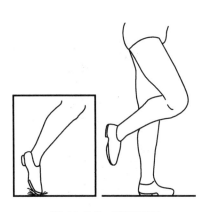

图 19-3-6 跨阈步态

四、避痛步态

步态的某个阶段引起疼痛,患者的代偿是尽量减少患肢负重,致支撑期缩短。如由于痛风造成第 1 跖趾关节疼痛的患者不愿屈曲关节,导致平足行走,重量由后跟支撑,减少负重期时间,形成不对称步态。

五、上运动神经元损害

中枢神经疾患后遗症,主要有:①痉挛步态:如偏瘫、脑瘫后遗症;②共济失调步态:如小脑疾病后遗症;③慌张步态:帕金森病。

六、静力不稳定

关节载荷传导丧失其应有的关节传导关系造成的病理步态。如髋关节脱位,股骨颈骨折不愈合,膝关节不稳定等。

(王光林 张晖 肖玉华)

第四节 三维步态分析

一、三维步态分析的目的和临床意义

三维步态分析是利用动态运动捕捉系统和测力台记录患者步态运动学和动力学数据,采用逆动力学原理计算步态各项参数,用于辅助临床相关疾病的诊断、治疗和后期康复。其临床意义主要是通过非接触方式获取的三维步态运动学和动力学参数,针对步态异常患者进行步态评价,制订治疗计划以及监控患者的整个治疗过程。

二、三维步态分析检查流程

1. 贴标记点 皮肤表面骨性标志:单侧下肢包括髂前上棘(1 枚),髂后上棘(1 枚),大转子(1 枚),大腿外侧(4 枚),股骨内外上髁(2 枚),小腿外侧(4 枚),内外踝(2 枚),跟骨结节(1 枚),第一、二、五跖骨头部(3 枚),共计 19 枚,双侧共 38 枚。

2. 采集静态数据 患者双足分别站立于踏板上,双足与肩同宽,自然站立,双手抱于胸前,保证各标记点充分暴露,无衣物遮挡。在 2D 模式下采集静态数据(图 19-4-1)。

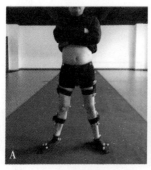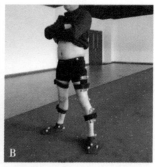

图 19-4-1 三维步态分析

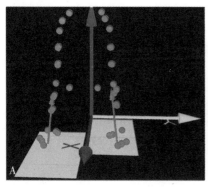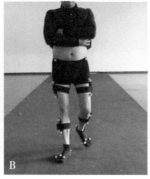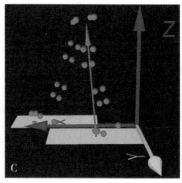

图 19-4-2　数据采集

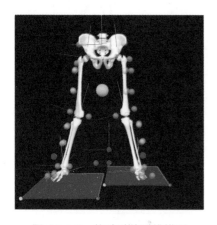

图 19-4-3　构建肢体三维模型

3. 采集动态数据　取下双侧大转子、股骨内外上髁、内外踝标记点后,患者以平常的走姿在 12m 长的步道上接受检测,确保双足均完全经过测力台(Bertec, Columbus, OH, USA),使用 10- 红外摄像机运动捕捉系统(Oqus300, Qualisys, Gothenburg, Sweden)以及粘贴在患者身体上的 28 个体表标记球,捕捉患者骨盆、大腿、小腿和足部的三维运动轨迹,采集频率 60Hz。位于步道上的 2 个测力台负责记录采集患者的地面支反力。在 2D 模式下采集动态数据(图 19-4-2)。

4. 模型构建及数据提取　采用软件(Visual 3D, C-Motion, 201 Inc., Rockville, MD, USA)构建肢体三维模型(图 19-4-3),并输出步态时空数据、运动学数据以及动力学数据,包括:步速、步幅、步频、支撑相时间、摆动相时间、矢状面活动度、冠状面活动度、关节力矩(图 19-4-4)。

三、三维步态分析数据临床解释

1. 时间 - 距离参数　主要包括步长、步频、步速、步幅、步行周期和步行时相等常规步态指标。其中步长、步频和步速是步态分析中最常用的 3 大要素,是有关行走的生物力学分析所涉及的基本内涵。主要反映患者步态的基本情况,用于评价患者术前术后步态的整体情况。

2. 运动学参数　主要包括关节角度的变化、位移、速度、加速度、身体重心位置、骨盆位置的变化规律等。这些参数与各关节及其活动肌肉的受力分析有密切关系。主要用于评价人体各部位活动能力和恢复情况。

3. 动力学参数　是指引起运动的力的参数。例如:各节段间力、力矩、动量及功率等。主要用于评价人体各部位的载荷情况是否出现异常。

4. 肌电活动参数　主要为步行过程中下肢各肌肉的电活动情况。

5. 能量参数　包括能量代谢参数和机械能参数。能量代谢参数是指步行中的能量代谢,可以在步态分析过程中同时用气体分析仪分析气体中含氧量的变化,以此来计算步行中的

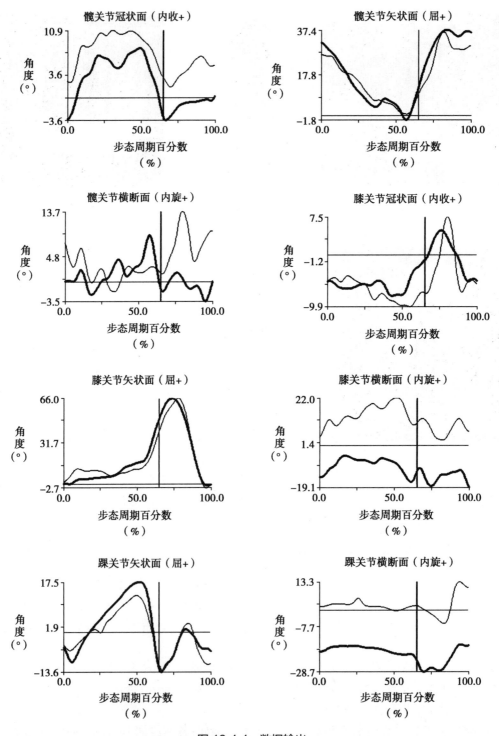

图 19-4-4 数据输出

能量消耗量,用以衡量步行效率。机械能参数可以应用动能、势能及其转换技术来计算在步态周期中身体不同部位的能量消耗。

(聂 涌)

第二十章

关 节 穿 刺

一、肩关节穿刺

肩关节穿刺可以在肩关节前方、后方或外侧进行。但因为前方容易触及肩关节波动感和确定骨性标志,所以常在前方进行。穿刺进针点位于喙突和肩峰前外缘之间连线中点,向后直接穿刺进入关节囊(图 20-0-1)。

二、肘关节穿刺

肘关节屈曲,进针点位于肘后鹰嘴外侧缘之外,穿刺进针依次通过皮肤、关节囊进入关节腔(图 20-0-2)。

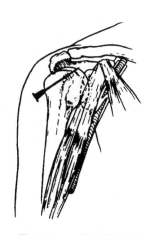

图 20-0-1　肩关节穿刺

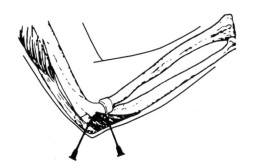

图 20-0-2　肘关节穿刺

三、腕关节穿刺

腕关节穿刺在腕背侧进行,腕背侧有多个进针点,最常用的进针点位于桡腕关节平面的第一、二伸肌腱鞘之间、紧靠拇长伸肌腱跨越桡侧腕长伸肌腱交叉处(图 20-0-3A)。其他进针点分别位于第三、四伸肌腱鞘之间(图 20-0-3B)和第四、五伸肌腱鞘之间(图 20-0-3C)。

四、髋关节穿刺

髋关节穿刺通常在前方(图 20-0-4A)或侧方(图 20-0-4B),个别情况下可在内侧。前方进针点位于腹股沟韧带中点下方约 2cm 处、股动脉外侧,垂直进针。X 线透视下穿刺使髋关节穿刺更精确。但是通常脓液不容易穿出。如果局部和全身感染症状明显时,应及时外侧切开引流。

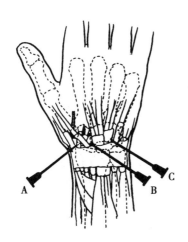

图 20-0-3　腕关节穿刺

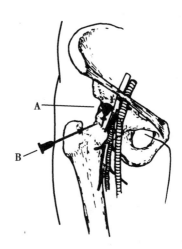

图 20-0-4　髋关节穿刺

内侧进针:进针点在长收肌下方(图 20-0-5A)、股薄肌(图 20-0-5B)之间,穿过耻骨肌(图 20-0-5C)进入关节囊。

五、膝关节穿刺

膝关节表浅容易穿刺。进针点在髌骨上极平面、髌骨外侧缘,通过外侧支持带进入关节腔(图 20-0-6)。

六、踝关节穿刺

踝关节肿胀后难于触及踝关节周围波动感。在穿刺过程中为了避免损伤踝关节及周围重要结构,进针点应在近端距外踝尖 2.5cm,向内侧 1.3cm 处,这样进针点恰好位于第三腓骨肌腱的外侧(图 20-0-7)。

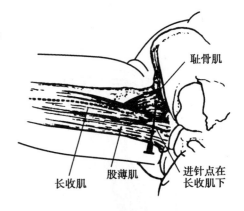

图 20-0-5　髋关节穿刺

耻骨肌

进针点在长收肌下

长收肌　　股薄肌

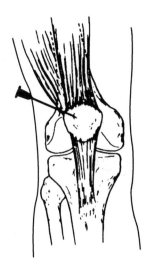

图 20-0-6 膝关节穿刺

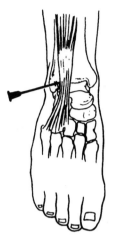

图 20-0-7 踝关节穿刺

（康鹏德）

推荐阅读文献

1. Ebnezar J. Textbook of orthopaedics. 2nd ed. New Delhi：Jaypee brothers medical publishers，2000：150-425.

2. Jeffrey Gross 主编 . 杨贵永主译 . 肌骨骼检查法 . 第 2 版 . 沈阳：辽宁科学技术出版社，2003：90-127.

3. 胥少汀，葛宝丰，徐印坎主编 . 实用骨科学 . 第 2 版 . 北京：人民军医出版社，2004：72-73.

4. 刘国平，高礼作，张建国，等主编 . 骨外科临床诊治学 . 北京：中国科学技术出版社，1997：6-22.

5. 马信龙主编 . 骨科临床诊断学 . 沈阳：辽宁科学技术出版社，2004：171-198.

6. Carragee EJ，Hannibal M. Diagnostic evaluation of low back pain[J]. Orthop Clin North Am，2004，35（1）：7-16.

7. Young S，Aprill C，Laslett M. Correlation of clinical examination characteristics with three sources of chronic low back pain. J Spine，2003，3（6）：460-465.

8. Mccormick JP，Morgan SJ，Smith WR. Clinical effectiveness of the physical examination in diagnosis of posterior pelvic ring injuries[J]. J Orthopa Trauma，2003，17（4）：257-261.

9. 王延宙主译 . 骨科临床检查图解 . 第五版 . 济南：山东科学技术出版社，2005：51-74.

10. Fitzgerald RH，Kaufer H，Malkani A. Orthopaedics. 1st. Horwitz DS：Hip，2002：346-358.

11. Ronald McRae. The knee：Clinical Orthopaedic Examination. 5th ed. Churchill Livingstone，2004：201-243.

12. Swiontkowski MF. Manual of Orthopaedcis. Fifth Edition. Hip Discloations，Femoral Head Fractures，and Acetabular Fractures. 2001：266-274.

13. Ronald McRae. The knee：Clinical Orthopaedic Examination. 5th ed. Churchill Livingstone，2004：201-243.

14. 吕厚山 . 骨科检查法 // 王澍寰主编 . 临床骨科学 . 上海：上海科学技术出版社，2005：38-47.

15. 过邦辅 . 运动系统理学检查法 // 裘法祖主编 . 外科学 . 第四版 . 北京：人民卫生出版社，1997：690-703.

16. Jeffrey Gross 主编 . 杨贵永主译 . 肌骨骼检查法 . 第 2 版 . 沈阳：辽宁科学技术出版社，2003：90-127.

17. 胥少汀，葛宝丰，徐印坎主编 . 实用骨科学 . 第 2 版 . 北京：人民军医出版社，2004：72-73.

18. 刘国平，高礼作，张建国，等主编 . 骨外科临床诊治学 . 北京：中国科学技术出版社，1997：6-22.

19. 马信龙主编 . 骨科临床诊断学 . 沈阳：辽宁科学技术出版社，2004：171-198.

20. Ebnezar J. Textbook of orthopaedics. 2nd ed. New Delhi：Jaypee brothers medical publishers，2000：150-425.

21. Jeffrey Gross 主编 . 杨贵永主译 . 肌骨骼检查法 . 第 2 版 . 沈阳：辽宁科学技术出版社，2003：90-127.

22. 胥少汀，葛宝丰，徐印坎主编 . 实用骨科学 . 第 2 版 . 北京：人民军医出版社，2004：72-73.

23. 刘国平,高礼作,张建国,等主编.骨外科临床诊治学.北京:中国科学技术出版社,1997:6-22.

24. 马信龙主编.骨科临床诊断学.沈阳:辽宁科学技术出版社,2004:171-198.

25. 王延宙主译.骨科临床检查图解.第五版.济南:山东科学技术出版社,2005:51-74.

26. Fitzgerald RH,Kaufer H,Malkani A. Orthopaedics. 1st. Horwitz DS:Hip,2002:346-358.

27. Ronald McRae. The knee:Clinical Orthopaedic Examination. 5th ed. Churchill Livingstone,2004:201-243.

28. Ebnezar J. Textbook of orthopaedics. 2nd ed. New Delhi:Jaypee brothers medical publishers,2000:150-425.

29. Jeffrey Gross 主编.杨贵永主译.肌骨骼检查法.第2版.沈阳:辽宁科学技术出版社,2003:90-127.

30. 胥少汀,葛宝丰,徐印坎主编.实用骨科学.第2版.北京:人民军医出版社,2004:72-73.

31. 刘国平,高礼作,张建国,等主编.骨外科临床诊治学.北京:中国科学技术出版社,1997:6-22.

32. 马信龙主编.骨科临床诊断学.沈阳:辽宁科学技术出版社,2004:171-198.

33. 王延宙主译.骨科临床检查图解.第五版.济南:山东科学技术出版社,2005:51-74.

34. Fitzgerald RH,Kaufer H,Malkani A. Orthopaedics. 1st. Horwitz DS:Hip,2002:46-358.

35. Ronald McRae. The knee:Clinical Orthopaedic Examination. 5th ed. Churchill Livingstone,2004:201-243.

36. Cappozzo A,Catani F,Croce UD,et al. Position and orientation in space of bones during movement:anatomical frame definition and determination. Clin Biomech,1995,10:171-178.

37. 聂涌,石小军,裴福兴,等.步态分析应用于全髋关节置换的研究进展.中国矫形外科杂志,2013,21(11):1103-1110.

图书在版编目（CIP）数据

骨科临床检查法 / 裴福兴，屠重棋主编 . —2 版
. —北京：人民卫生出版社，2019

ISBN 978-7-117-28085-3

Ⅰ. ①骨⋯　Ⅱ. ①裴⋯　②屠⋯　Ⅲ. ①骨疾病 – 诊断

Ⅳ. ①R680.4

中国版本图书馆 CIP 数据核字（2019）第 026449 号

人卫智网	www.ipmph.com	医学教育、学术、考试、健康， 购书智慧智能综合服务平台
人卫官网	www.pmph.com	人卫官方资讯发布平台

骨科临床检查法
第 2 版

主　　编：裴福兴　屠重棋
出版发行：人民卫生出版社（中继线 010-59780011）
地　　址：北京市朝阳区潘家园南里 19 号
邮　　编：100021
E - mail：pmph @ pmph.com
购书热线：010-59787592　010-59787584　010-65264830
印　　刷：保定市中画美凯印刷有限公司
经　　销：新华书店
开　　本：787 × 1092　1/16　　印张：14　　插页：4
字　　数：341 千字
版　　次：2008 年 1 月第 1 版　　2019 年 4 月第 2 版
　　　　　2020 年 4 月第 2 版第 2 次印刷（总第 7 次印刷）
标准书号：ISBN 978-7-117-28085-3
定　　价：68.00 元

打击盗版举报电话：010-59787491　E-mail：WQ @ pmph.com
（凡属印装质量问题请与本社市场营销中心联系退换）